Pflege in Einfacher Sprache

Gesundheitssystem und Pflegeberufe in Deutschland

Dieses Buch gehört

....

....

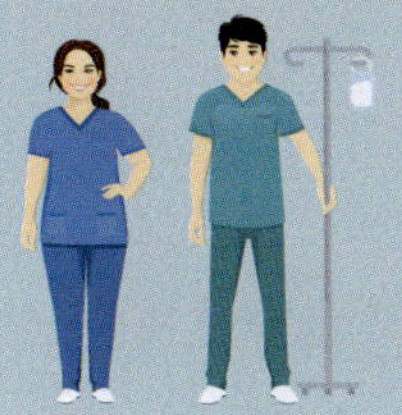

In der Reihe **Pflege in Einfacher Sprache** gibt es folgende Titel

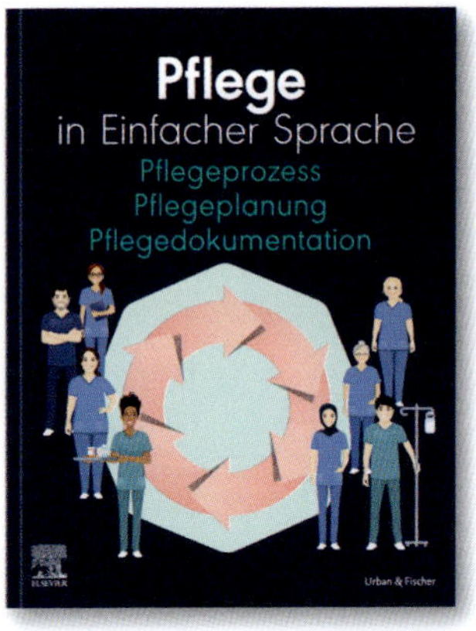

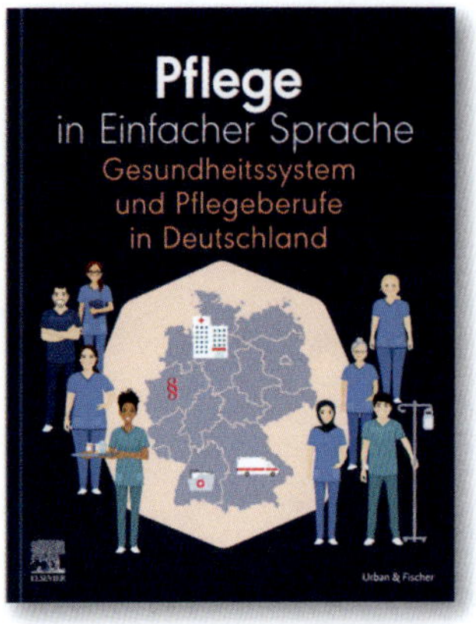

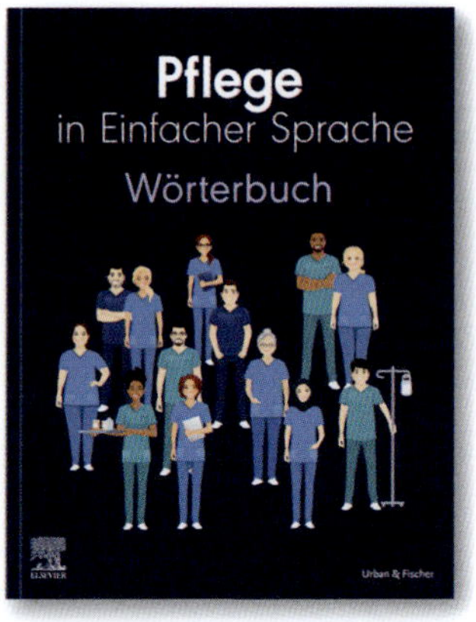

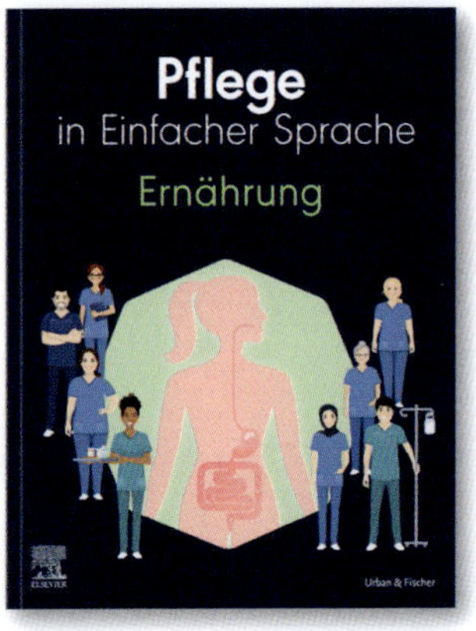

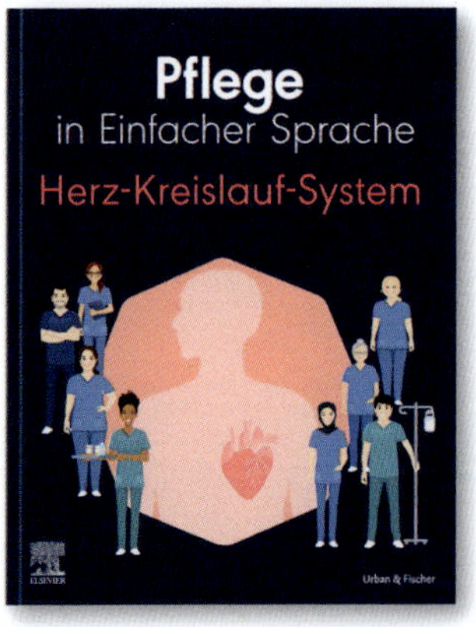

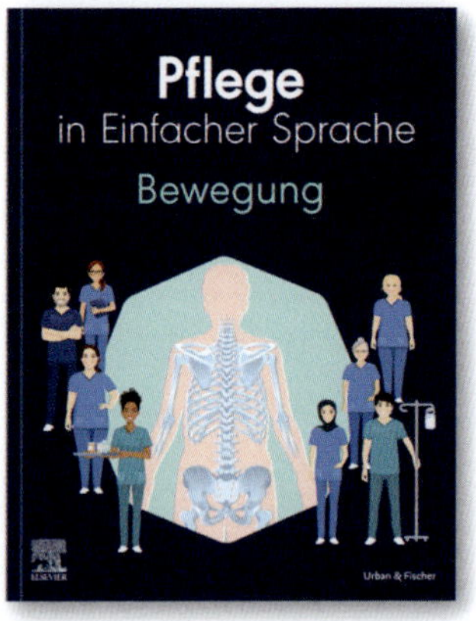

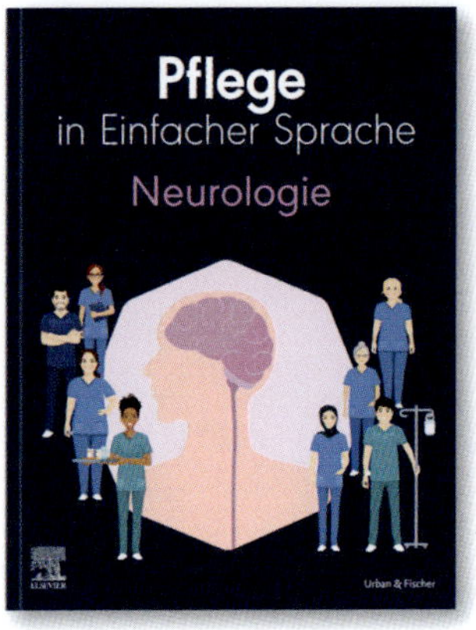

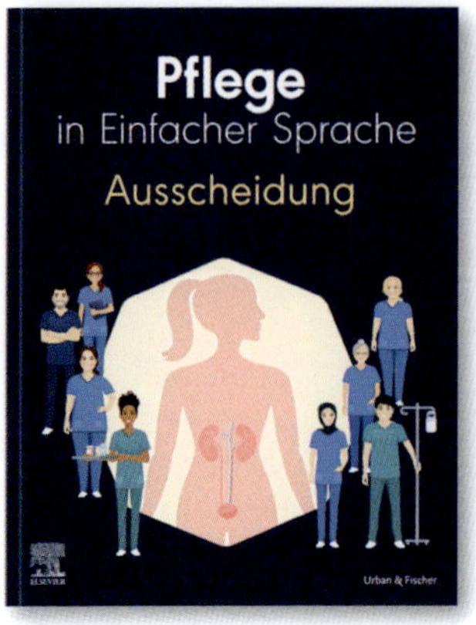

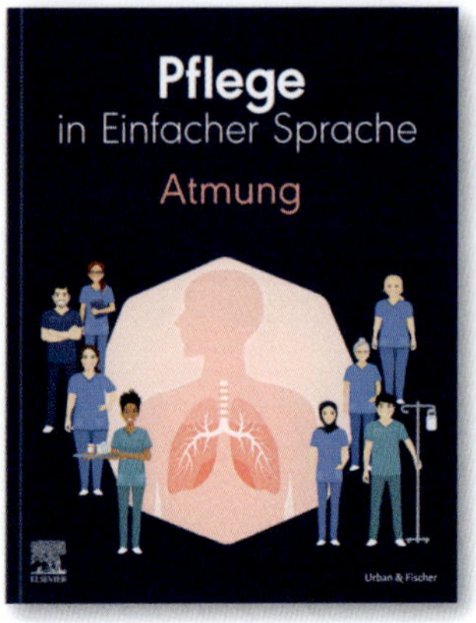

Pflege in Einfacher Sprache

Gesundheitssystem und Pflegeberufe in Deutschland

Auswahl und Zusammenstellung der Inhalte: Diana Baer, Türkheim, und Martina Lauster, München

Sprachliche Redaktion: Annette Gerstenkorn, Bochum

ELSEVIER

Elsevier GmbH, Bernhard-Wicki-Str. 5, 80636 München, Deutschland
Wir freuen uns über Ihr Feedback und Ihre Anregungen an kundendienst@elsevier.com

ISBN 978-3-437-25175-7 eISBN 978-3-437-05764-9

Aus Gründen der Barrierefreiheit sind die Bilder in elektronischen Ausgaben dieses Buches mit Alt-Text-Beschreibungen (Alternativ-Text) versehen, die von Elsevier bereitgestellt werden. Mehr Informationen erhalten Sie unter https://www.elsevier.com/about/accessibility.

Bücher und Zeitschriften, die von Elsevier veröffentlicht werden, entsprechen den geltenden Produktsicherheitsanforderungen. Für etwaige Bedenken oder Fragen zur Produktsicherheit wenden Sie sich bitte an unseren autorisierten Vertreter, Elsevier B.V., productsafety@elsevier.com.

Elsevier nimmt eine neutrale Position in Bezug auf territoriale Meinungsverschiedenheiten oder Zuständigkeitsansprüche in seinen veröffentlichten Inhalten ein, einschließlich Landkarten und institutionellen Zugehörigkeiten.

1. Auflage 2025

Wichtiger Hinweis für den Benutzer
Die medizinischen Wissenschaften unterliegen einem sehr schnellen Wissenszuwachs. Der stetige Wandel von Methoden, Wirkstoffen und Erkenntnissen ist allen an diesem Werk Beteiligten bewusst. Sowohl der Verlag als auch die Autorinnen und Autoren und alle, die an der Entstehung dieses Werkes beteiligt waren, haben große Sorgfalt darauf verwandt, dass die Angaben zu Methoden, Anweisungen, Produkten, Anwendungen oder Konzepten dem aktuellen Wissensstand zum Zeitpunkt der Fertigstellung des Werkes entsprechen.
Der Verlag kann jedoch keine Gewähr für Angaben zu Dosierung und Applikationsformen übernehmen. Es sollte stets eine unabhängige und sorgfältige Überprüfung von Diagnosen und Arzneimitteldosierungen sowie möglicher Kontraindikationen erfolgen. Jede Dosierung oder Applikation liegt in der Verantwortung der Anwenderin oder des Anwenders. Die Elsevier GmbH, die Autorinnen und Autoren und alle, die an der Entstehung des Werkes mitgewirkt haben, können keinerlei Haftung in Bezug auf jegliche Verletzung und/oder Schäden an Personen oder Eigentum, im Rahmen von Produkthaftung, Fahrlässigkeit oder anderweitig übernehmen.

Für die Vollständigkeit und Auswahl der aufgeführten Medikamente übernimmt der Verlag keine Gewähr.
Geschützte Warennamen (Warenzeichen) werden in der Regel besonders kenntlich gemacht (®). Aus dem Fehlen eines solchen Hinweises kann jedoch nicht automatisch geschlossen werden, dass es sich um einen freien Warennamen handelt.

Bibliografische Information der Deutschen Nationalbibliothek
Die Deutsche Nationalbibliothek verzeichnet diese Publikation in der Deutschen Nationalbibliografie; detaillierte bibliografische Daten sind im Internet über https://www.dnb.de abrufbar.

25 26 27 28 29 5 4 3 2 1

In ihren Veröffentlichungen verfolgt die Elsevier GmbH das Ziel, genderneutrale Formulierungen für Personengruppen zu verwenden. Um jedoch den Textfluss nicht zu stören sowie die gestalterische Freiheit nicht einzuschränken, wurden bisweilen Kompromisse eingegangen. Selbstverständlich sind **immer alle Geschlechter** gemeint.

Planung: Martina Lauster
Projektmanagement: Nicole Kopp und Christine Kosel
Redaktion: Annette Gerstenkorn, Bochum
Bildrechteklärung: Katja Sieger-Schauer
Herstellung: Kadja Gericke, Dürnau
Satz: Thomson Digital, Noida/Indien
Druck und Bindung: EGEDSA Sabadell, Barcelona/Spanien
Umschlaggestaltung: Favoritbuero, München, und SpieszDesign, Neu-Ulm
Titelbilder: Personen © Volha Hlinskaya/stock.adobe.com; Deutschland-Karte © Philip Erun/Shutterstock.com; Krankenhaus und Krankenwagen © Dzm1try/Shutterstock.com; Paragraph © Pavel K/Shutterstock.com; Mappe © Maglara/Shutterstock.com

Aktuelle Informationen finden Sie im Internet unter **www.elsevier.de**

Vorwort

Liebe Leserin, lieber Leser,

„Wenn man etwas nicht einfach erklären kann, hat man es nicht verstanden."
*(*A. Einstein)

Wir möchten, dass Sie alle Inhalte in der Pflegeausbildung verstehen.
Wir möchten, dass Sie Ihre Prüfung bestehen.
Wir möchten, dass Sie im Beruf richtig handeln und keine Fehler machen.

Sie interessieren sich für das Thema **Gesundheitssystem und Pflegeberufe in Deutschland**.
Zu diesem Thema gibt es viele komplizierte Informationen und Zusammenhänge.
Dieses Buch ist deshalb in **Einfacher Sprache** geschrieben.

- Die Texte sind leichter zu verstehen als andere Texte.
- Es gibt wenige Fremdwörter.
- **Fachwörter** finden Sie hinten im Buch erklärt. Zusätzlich gibt es ein Wörterbuch in Einfacher Sprache in dieser Buchreihe.
- **Abbildungen** zeigen Ihnen die Wirklichkeit in der Praxis.
- **Farbige Kästen** heben wichtige Hinweise hervor.

Das bedeutet aber auch: Das Buch enthält nur die wichtigsten Informationen zu diesem Thema. Das Buch dient als Unterstützung und Ergänzung zu anderen Lehrbüchern.

In diesem Buch finden Sie eine Auswahl der Inhalte zum Thema **Gesundheitssystem und Pflegeberufe in Deutschland**. Zum Beispiel:

- Wie funktioniert das Gesundheitssystem in Deutschland?
- Wie ist die Finanzierung im Gesundheitssystem?
- Welche Berufe gibt es im deutschen Gesundheitssystem?
- Was bedeutet Qualitätssicherung in der Pflege?

Mit dieser Buchreihe möchten wir Ihnen helfen, komplizierte Zusammenhänge zu verstehen. Damit werden Sie sicher für Ihren Berufsalltag und für die Prüfungen.

München, März 2025
Lektorat Pflege im Namen aller Mitwirkenden

Hinweise für Leserinnen und Leser

In diesem Buch finden Sie Informationen zum Thema **Gesundheitssystem und Pflegeberufe in Deutschland**.

- Wie funktioniert das Gesundheitssystem in Deutschland?
- Was ist der Unterschied zwischen einer ambulanten Versorgung und einer stationären Versorgung?
- Woher kommt das Geld für die medizinische und pflegerische Versorgung?
- Welche Berufe arbeiten bei der Versorgung zusammen?
- Wie erlangen Pflegefachpersonen aus dem Ausland eine Anerkennung in Deutschland?
- Was ist berufspolitisch für Pflegefachpersonen interessant?
- Warum ist Qualitätssicherung so wichtig?

Wichtige Wörter in diesem Buch sind **fett** gedruckt. Diese Wörter helfen Ihnen dabei, einen schnellen Überblick zu bekommen.
Einige Wörter sind **fett** und gelb markiert. Zum Beispiel: **Organigramm**. Das sind Fachwörter zum Thema Gesundheitssystem und Pflegeberufe. Diese Wörter werden am Ende des Buches im Kapitel Fachwörter erklärt.
Einige Wörter sind *kursiv* gedruckt. Zum Beispiel: *Dekubitus*. Das sind allgemeine Fachwörter.

Am Ende des Buches finden Sie:

- **Abkürzungen:** Die Bedeutung von Abkürzungen aus dem Buch wird erklärt.
- **Fachwörter:** Hier werden die fett gedruckten und gelb markierten Fachwörter aus dem Buch erklärt.
- **Stichwörter:** Alle wichtigen Stichwörter aus dem Buch sind hier alphabetisch geordnet. Die Seitenzahlen geben an, auf welcher Seite mehr dazu steht.

Zusätzlich gibt es ein Wörterbuch in dieser Buchreihe. Darin werden in Einfacher Sprache viele pflegerische und medizinische Fachwörter erklärt.

Folgende Kästen helfen Ihnen bei der Orientierung.

Begriffserklärung

Dieser Kasten erklärt wichtige Begriffe: Was bedeutet das?

Merkhilfe

Dieser Kasten gibt Hinweise zum einfachen Merken: Was ist wichtig?

Praxistipp

Dieser Kasten gibt Tipps für die Praxis: Wie setze ich das im beruflichen Alltag um?

Fallbeispiel

Dieser Kasten schildert eine Patientensituation: Wie wende ich das Wissen in einem konkreten Fall an?

Hinweis zu den Fallbeispielen

Alle Angaben in den Fallbeispielen sind frei erfunden. Die Angaben sind aber trotzdem nah an der Wirklichkeit. Das betrifft folgende Angaben: die Namen der Patientinnen und Patienten, die Beschreibungen ihrer Erkrankungen, die genannten Orte und die beschriebenen Situationen. Falls es Ähnlichkeiten mit echten Personen, Ereignissen, Orten und Institutionen gibt, dann sind sie zufällig und nicht mit Absicht so geschrieben.

Fehler gefunden?

An unsere Inhalte haben wir sehr hohe Ansprüche. Trotz aller Sorgfalt kann es jedoch passieren, dass sich ein Fehler einschleicht. Oder dass fachlich-inhaltliche Aktualisierungen notwendig geworden sind.
Wenn ein relevanter Fehler entdeckt wird, stellen wir eine Korrektur zur Verfügung. Mit diesem QR-Code können Sie die Korrektur schnell abrufen.

https://else4.de/978-3-437-25175-7

Wir sind dankbar für jeden Hinweis. Damit helfen Sie uns, dieses Werk zu verbessern. Bitte richten Sie Ihre Anregungen, Lob und Kritik an folgende E-Mail-Adresse: kundendienst@elsevier.com

Inhaltsverzeichnis

1 Wie funktioniert das Gesundheitssystem in Deutschland?

Das **Bundesministerium für Gesundheit (BMG)** beschäftigt sich mit den Fragen der Gesundheitspolitik für Deutschland. Das umfasst alle Maßnahmen zum Gesundheitsschutz der Bevölkerung. Das Bundesministerium für Gesundheit ist für Gesetze und Verordnungen zuständig.
Das Gesundheitssystem in Deutschland ist föderal aufgebaut.

Begriffserklärung

Föderalismus, föderal: In Deutschland gibt es das Prinzip des Föderalismus. Das bedeutet: Jedes Bundesland ist eigenständig für bestimmte Aufgaben zuständig. Zum Beispiel: Bildung, Gesundheitswesen.
Beispiel: Während der Corona-Pandemie gab es in jedem Bundesland unterschiedliche Regelungen zum Aufenthalt im Freien.
Trotzdem gibt es bestimmte Regelungen, die der Bund für alle Bundesländer vorschreibt. Zum Beispiel: die Pflicht zur Versicherung.

Das **Gesundheitssystem** in Deutschland enthält alle Einrichtungen und Dienstleistungen der Gesundheit. Zum Beispiel: Krankenhäuser, Medikamente, Operationen, **ambulante** Pflege.

Das deutsche Gesundheitssystem wird geregelt, organisiert und finanziert durch drei Gruppen. Diese drei Gruppen sind: **Leistungserbringer**, **Leistungsempfänger**, **Kostenträger**.

Leistungserbringer:

- Menschen und Einrichtungen, die Leistungen des Gesundheitssystems anbieten.
- Zum Beispiel: Pflegeeinrichtungen, Krankenhäuser, Beratungsstellen, Pflegefachpersonen, Ärztinnen, Therapeuten, technisches Personal, Apotheken.

Leistungsempfänger:

- Menschen, die Gesundheitsleistungen bekommen.
- Zum Beispiel: Ein Mensch bekommt eine Untersuchung. Oder jemand bekommt ein Rezept für ein Medikament.

Kostenträger:

- Behörden und Menschen, die für die **Finanzierung** der Leistungen im Gesundheitssystem verantwortlich sind.
- Zum Beispiel: gesetzliche Krankenversicherung, private Krankenversicherung, Pflegeversicherung, Selbstzahler.

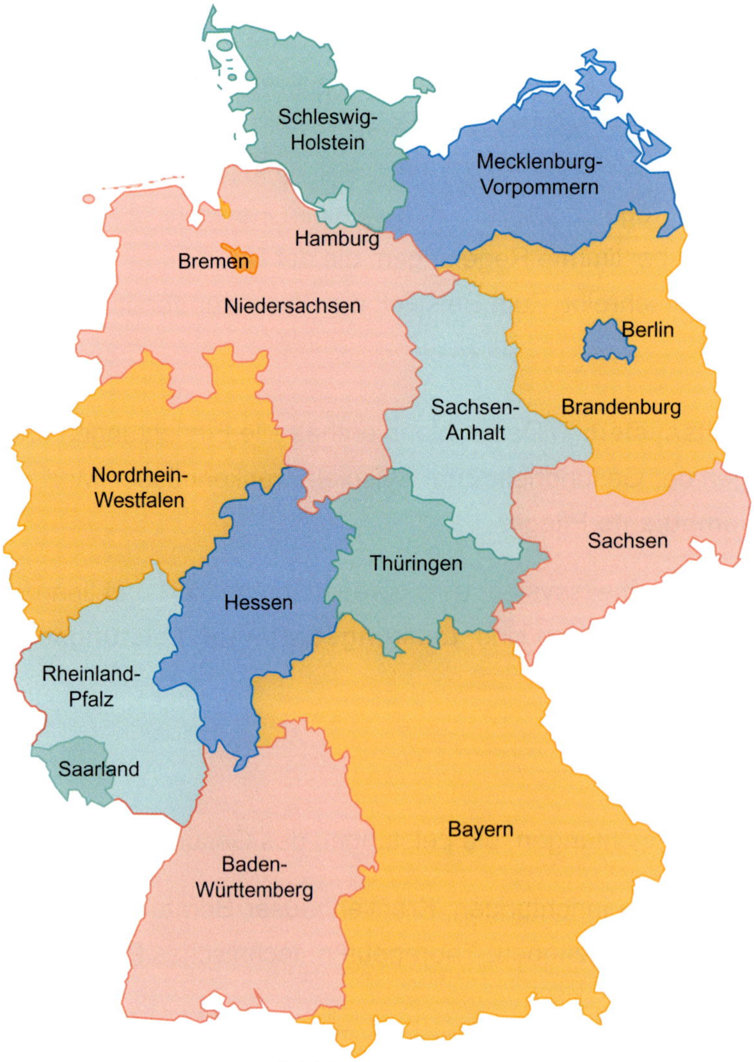

Abb. 1.1 Deutschland hat 16 Bundesländer.
[L143]

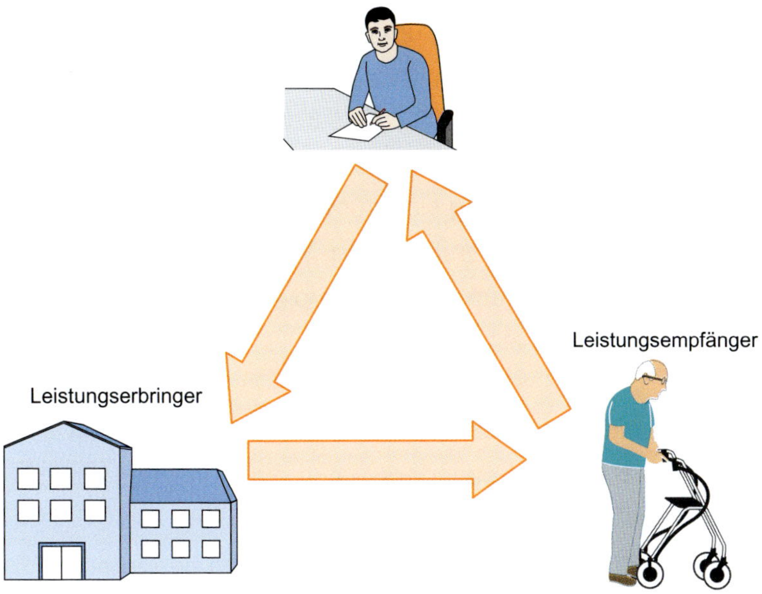

Abb. 1.2 Das Dreieck der drei Gruppen: Leistungserbringer, Leistungsempfänger, Kostenträger.
[L143]

1.1 Welche Grundprinzipien gibt es?

In Deutschland bestimmt das Prinzip der sozialen Sicherung die Leistungen des Gesundheitssystems.

Begriffserklärung

Soziale Sicherung: Maßnahmen, die Menschen absichern vor wirtschaftlichen und sozialen Risiken. Die soziale Sicherung hilft, wenn Menschen in Notlagen sind. Dazu zählen: die Auswirkungen von Alter, Krankheit, Arbeitslosigkeit, Unfall oder Behinderung.

Ziele der sozialen Sicherung:

- Die Grundbedürfnisse der Menschen werden auch in Notlagen erfüllt.
- Armut wird verhindert. Das Existenzminimum wird gesichert.
- Die soziale Gerechtigkeit wird gefördert.

Begriffserklärung

Existenzminimum: Benötigtes Geld, um notwendige Dinge zum Leben kaufen und bezahlen zu können. Zum Beispiel: Essen, Kleidung, Wohnung.

Leistungen der sozialen Sicherung sind zum Beispiel: Krankenversicherung, Rentenversicherung, Arbeitslosenversicherung, Wohnungshilfe, Kindergeld. Die soziale Sicherung baut auf dem Grundprinzip der Solidarität auf.

Begriffserklärung

Solidarität bedeutet: die Bereitschaft in einer Gemeinschaft, sich gegenseitig zu helfen. Die gilt besonders, wenn ein Mensch in eine Notlage gerät.
Solidaritätsprinzip im deutschen Gesundheitssystem bedeutet:

- Alle Bürger in Deutschland tragen gemeinsam die Kosten, die durch Krankheit entstehen können.
- Die Beiträge zur Sozialversicherung hängen vom Einkommen ab. Wer mehr verdient, zahlt auch mehr Geld in die Versicherung ein.
- Alle Bürger haben den gleichen Anspruch auf medizinische Leistungen.

Ein wesentlicher Teil der sozialen Sicherung in Deutschland ist das Versicherungsprinzip.

Begriffserklärung

Versicherungsprinzip: beruht auf der gemeinsamen Absicherung von Risiken durch viele Personen. Jeder Bürger zahlt in die Versicherung ein. Wenn ein Mensch in eine Notlage kommt, dann bekommt er Geld von der Versicherung.
Zum Beispiel: Alle Menschen zahlen in eine Krankenversicherung ein. Wenn ein Mensch krank wird, dann werden die Kosten für die Behandlung von der Versicherung bezahlt.

In Deutschland besteht **Versicherungspflicht**. Das bedeutet: Jeder Mensch muss sich versichern. Der Einzelne kann nicht selbst entscheiden, ob er eine Versicherung abschließt oder nicht. Jeder Mensch ist gesetzlich verpflichtet, seinen Beitrag zur Versicherung zu zahlen. Kinder sind in der Regel bei den Eltern mitversichert. Das heißt Familienversicherung.

Ziel der Versicherungspflicht: Alle Menschen sind vor bestimmten sozialen Risiken geschützt. Zum Beispiel: vor Armut durch Krankheit, Arbeitslosigkeit oder Alter.
Die Versicherungspflicht gilt in verschiedenen Bereichen der Sozialversicherung.

- **Krankenversicherung**: Alle Menschen in Deutschland sind krankenversichert. Damit wird die medizinische Versorgung für jeden Menschen bei Krankheit gesichert.
- **Rentenversicherung**: Arbeitnehmer sind in der gesetzlichen Rentenversicherung pflichtversichert. Die Rentenversicherung zahlt im Alter oder bei Erwerbsunfähigkeit. Der betroffene Mensch erhält eine Rente.
- **Arbeitslosenversicherung**: Wenn Arbeitnehmer arbeitslos werden, dann sichert die Arbeitslosenversicherung das Einkommen.
- **Pflegeversicherung**: Die Pflegeversicherung zahlt, wenn ein Mensch pflegebedürftig wird.
- **Unfallversicherung**: Arbeitnehmer sind in der gesetzlichen Unfallversicherung pflichtversichert, die bei Arbeitsunfällen oder Berufskrankheiten zahlt.

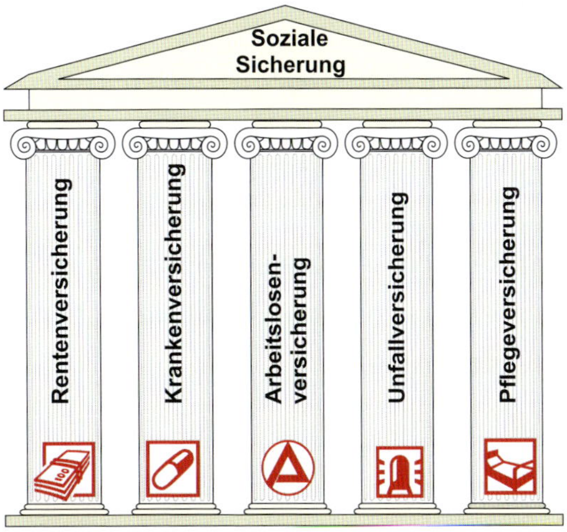

Abb. 1.3 Säulen der sozialen Sicherung
[A400]

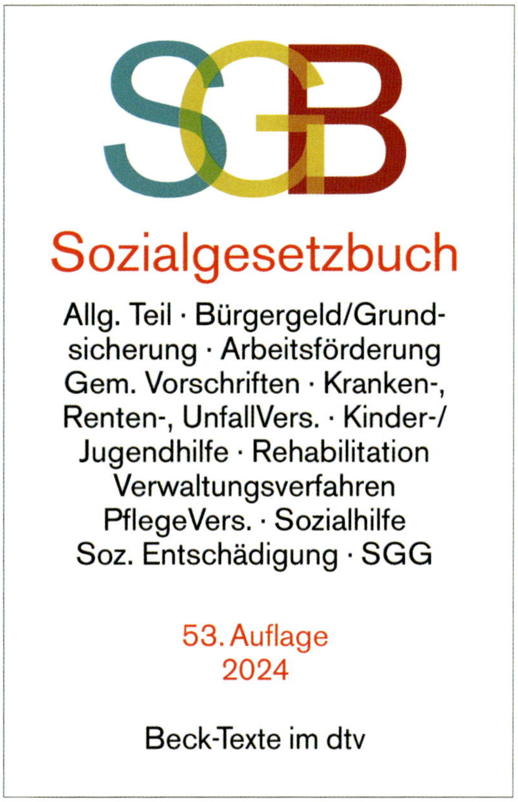

Abb. 1.4 Die Grundlagen der sozialen Sicherung sind in den Sozialgesetzbüchern (SGB) aufgeführt. Es gibt insgesamt zwölf Sozialgesetzbücher. Diese gelten in allen Bundesländern.
[G905-002]

1.2 Wie ist das Versicherungssystem aufgebaut?

Das System der Sozialversicherung

Die **fünf** Säulen der sozialen Sicherung in Deutschland sind: Krankenversicherung, Arbeitslosenversicherung, Rentenversicherung, Unfallversicherung und Pflegeversicherung.

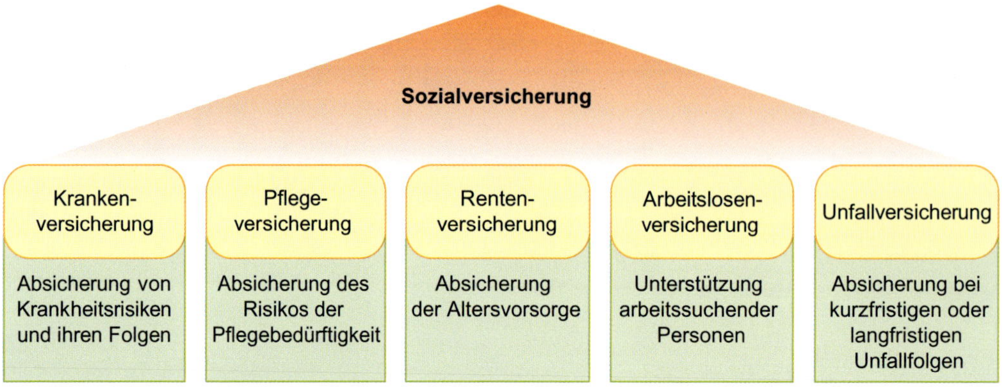

Abb. 1.5 Die Sozialversicherungen in Deutschland
[P554, L138]

Krankenversicherung (gesetzlich und privat)

Die rechtliche Grundlage für die Krankenversicherung ist das Fünfte Sozialgesetzbuch. Die Abkürzung ist: SGB V.
In Deutschland gibt es zwei Arten der Krankenversicherung:

- Die gesetzliche Krankenversicherung. Die Abkürzung ist: **GKV.**
- Die private Krankenversicherung. Die Abkürzung ist: **PKV.** Die PKV ist für selbstständig Tätige, Beamte und Menschen mit einem höheren Einkommen.

Ziele der Krankenversicherung

- Jede versicherte Person erhält die notwendige Versorgung bei einer Erkrankung.
- Jede versicherte Person wird vor dem finanziellen Risiko geschützt, das im Zusammenhang mit einer Erkrankung auftreten kann.
- Maßnahmen zur **Prävention** (Vorbeugung) und Gesundheitsförderung werden durchgeführt. Zum Beispiel: Impfungen, Vorsorgeuntersuchungen.

Träger der Krankenversicherung sind die **Krankenkassen**.

Gesetzliche Krankenkassen

Die meisten Menschen sind in einer gesetzlichen Krankenversicherung.
Die gesetzlichen Krankenkassen lassen sich unterteilen in:

- **A**llgemeine **O**rts**k**rankenkassen (AOK)
- **B**etriebs**k**ranken**k**assen (BKK)
- **E**rsatz**k**assen (EK)
- **I**nnungs**k**ranken**k**assen (IKK)
- Knappschaft
- **L**andwirtschaftliche **K**ranken**k**asse (LKK)

Jeder Bürger kann die gesetzliche Krankenkasse frei wählen.

Finanzierung der gesetzlichen Krankenkasse:

- Beiträge der Arbeitnehmer: Jeder Arbeitnehmer bezahlt einen Anteil seines monatlichen Einkommens in die gesetzliche Krankenversicherung.

1

- Beiträge der Arbeitgeber: Auch Arbeitgeber zahlen für jeden Arbeitnehmer einen Beitrag in die Krankenversicherung.

Die Beiträge von Arbeitsnehmer und Arbeitgeber zusammen heißen **Beitragssatz**. Der Beitragssatz im Jahr 2025 beträgt 14,6 % des Bruttoeinkommens. Eine Hälfte übernimmt der Arbeitnehmer. Die andere Hälfte übernimmt der Arbeitgeber.

Leistungen der gesetzlichen Krankenkassen

Gesetzliche Krankenkassen decken die medizinische Grundversorgung ab.
Zum Beispiel: eine ärztliche Behandlung, die Versorgung mit Arzneimitteln, eine Krankenhausbehandlung.

Begriffserklärung

Grundversorgung: medizinische Versorgung, die von den gesetzlichen Krankenkassen bezahlt wird.
Einrichtungen der Grundversorgung sind: Krankenhäuser, Arztpraxen und medizinische Gesundheitszentren.

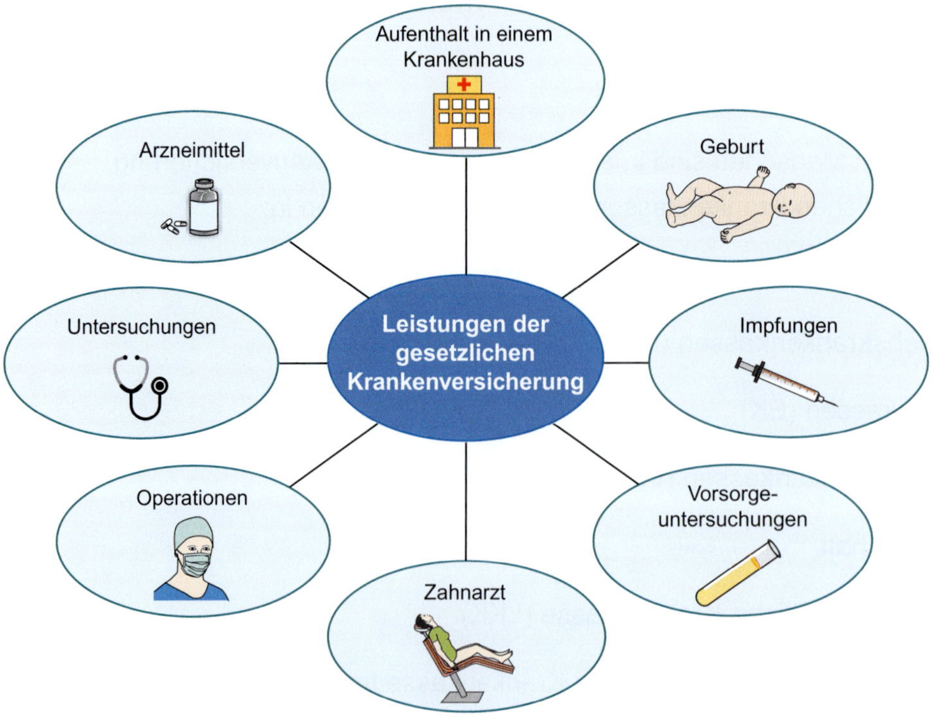

Abb. 1.6 Die Krankenkassen bieten viele Leistungen an.
[L143]

Krankenkassen decken aber nicht alle Kosten ab. Bürger müssen zuzahlen. Zum Beispiel: bei Medikamenten, Zahnersatz oder bei einem Aufenthalt in einer Klinik. Das heißt **Eigenanteil**. Kinder und Jugendliche müssen nichts zuzahlen.
Weitere Leistungen kann jeder Versicherte durch zusätzliche Versicherungen abdecken. Zum Beispiel: durch eine Versicherung für Zahnersatz oder für Brillen.
Ehepartner mit geringem Einkommen und Kinder sind beitragsfrei mitversichert. Das nennt man: **Familienversicherung**.

Begriffserklärung

IGel-Leistungen
Individuelle **Ge**sundheits**L**eistungen: Das sind Leistungen, die nicht von den gesetzlichen Krankenkassen abgedeckt werden.
Das sind zum Beispiel: zusätzliche Ultraschalluntersuchungen bei einer Schwangerschaft, Netzhautuntersuchungen am Auge. Patientinnen können diese Untersuchungen selbst bezahlen.

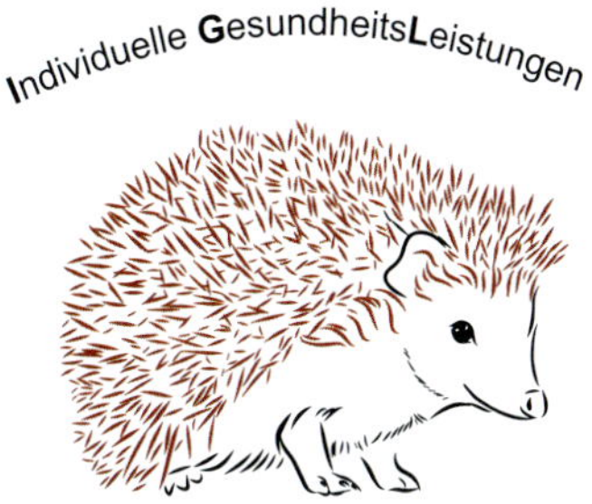

Abb. 1.7 IGeL: Abkürzung für **I**ndividuelle **Ge**sundheits**L**eistungen.
[L143]

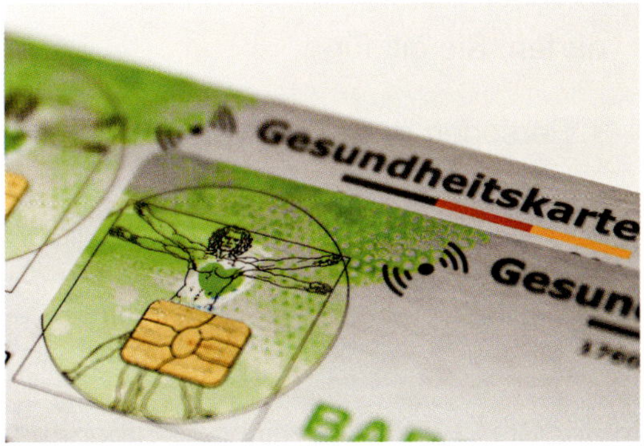

Abb. 1.8 Jeder Bürger in einer gesetzlichen Krankenversicherung bekommt von seiner Krankenkasse eine Versichertenkarte. Das Bild zeigt ein Beispiel.
[J560-205]

Private Krankenkassen

Begriffserklärung

Beitragsbemessungsgrenze

Die Beitragsbemessungsgrenze ist ein festgelegter Geldbetrag. Wenn ein Arbeitnehmer mehr verdient als diesen Geldbetrag, dann werden seine Beiträge zur Sozialversicherung nicht mehr prozentual auf das Gehalt bezogen errechnet. Der Arbeitnehmer zahlt einen festen Höchstbeitrag. Dafür gibt es auch diese Bezeichnung: Der Beitrag ist gedeckelt.

Beitragsbemessungsgrenze bei der Krankenversicherung: Wenn die Beitragsbemessungsgrenze überschritten wird, dann kann man sich freiwillig versichern. Das heißt, man kann aus der gesetzlichen Krankenkasse austreten.

Wenn die Beitragsbemessungsgrenze überschritten wird, dann kann man sich freiwillig versichern. Die Beitragsbemessungsgrenze liegt 2025 bei 66.150 Euro. Das bedeutet: Wenn das Jahreseinkommen eines Arbeitnehmers höher ist, dann kann er sich selbst privat oder freiwillig gesetzlich versichern.

Bei Patienten in einer privaten Versicherung rechnen die Ärzte nach der Gebührenordnung für Ärzte ab. Die Abkürzung dafür ist: **GOÄ**.

Begriffserklärung

Gebührenordnung für Ärzte (GOÄ)

Die **G**ebühren**o**rdnung für **Ä**rzte ist eine rechtliche Grundlage. Die GOÄ bestimmt die Höhe der Gebühren, die Ärzte für Behandlungen abrechnen dürfen. Sie gilt für

- Personen in einer privaten Krankenversicherung.
- IGeL-Leistungen bei Personen in einer gesetzlichen Krankenversicherung.

In der GOÄ werden ärztliche Leistungen bestimmten Ziffern zugeordnet. Zum Beispiel ist die Operation einer Nierenarterie der GOÄ-Ziffer 2838 zugeordnet. Unter dieser Ziffer können Ärzte nachlesen, wie viel Geld sie für den Eingriff berechnen können.

Beispiele für eine private Krankenversicherung: Allianz, Debeka, ERGO.

In Deutschland arbeiten viele Menschen für den Staat. Bestimmte Personengruppen werden verbeamtet. Zum Beispiel: Lehrer und Polizisten sind Beamten. Beamte müssen sich privat versichern.

Pflegeversicherung

Die Pflegeversicherung wurde 1995 in Deutschland eingeführt. Es gibt eine Versicherungspflicht für alle gesetzlich und privat Versicherten. Die rechtliche Grundlage für die Pflegeversicherung ist das Elfte Sozialgesetzbuch. Die Abkürzung ist: SGB XI. Auch bei der Pflegeversicherung gibt es zwei verschiedene Arten in Deutschland:

- die gesetzliche Pflegeversicherung
- die private Pflegeversicherung

Träger der gesetzlichen Pflegeversicherung sind die **Pflegekassen**. Pflegekassen sind ein eigenständiger Zweig neben den gesetzlichen Krankenversicherungen. Alle Bürger in einer Krankenversicherung sind automatisch in der Pflegeversicherung.

Ziele der Pflegeversicherung:

- Pflegebedürftige sollen ein möglichst selbstbestimmtes Leben führen.
- Angehörige von Pflegebedürftigen sollen entlastet werden.

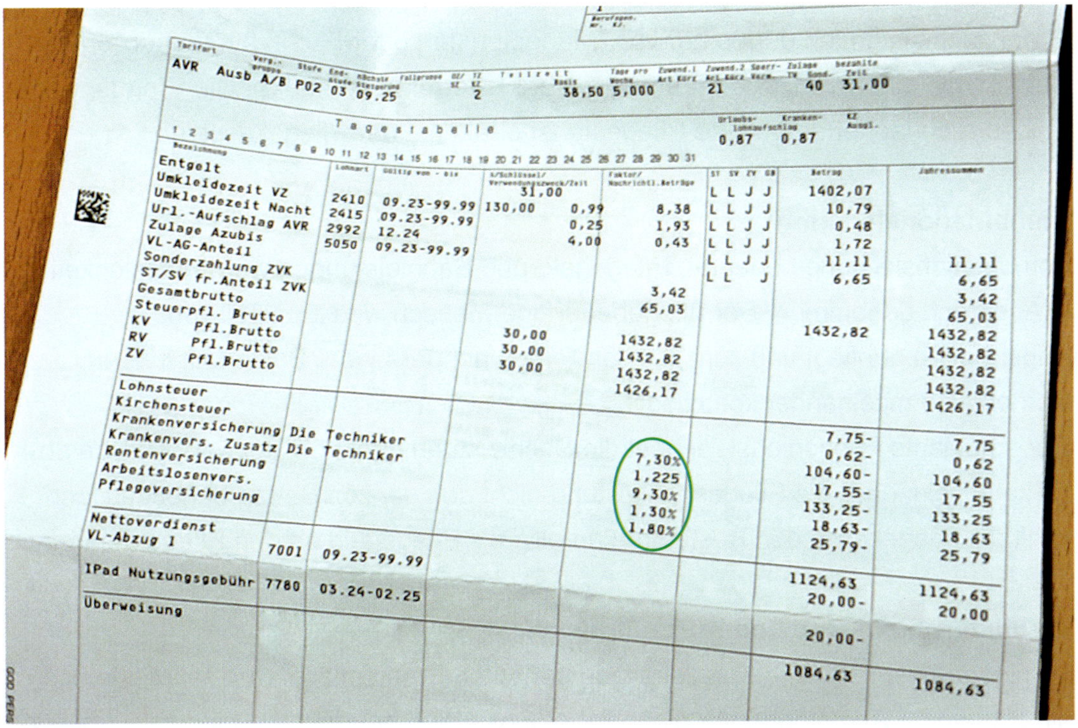
AVR Ausb A/B P02 03 09.25 2 38,50 5,000 21 40 31,00
Tagestabelle
0,87 0,87
Entgelt
Umkleidezeit VZ 2410 09.23-99.99 130,00 0,99 8,38 L L J J 1402,07
Umkleidezeit Nacht 2415 09.23-99.99 0,25 1,93 L L J J 10,79
Url.-Aufschlag AVR 2992 12.24 4,00 0,43 L L J J 0,48
Zulage Azubis 5050 09.23-99.99 L L J J 1,72
VL-AG-Anteil L L J J 11,11 11,11
Sonderzahlung ZVK L L J 6,65 6,65
ST/SV fr.Anteil ZVK 3,42 3,42
Gesamtbrutto 65,03 65,03
Steuerpfl. Brutto 1432,82 1432,82
KV Pfl.Brutto 30,00 1432,82 1432,82
RV Pfl.Brutto 30,00 1432,82 1432,82
ZV Pfl.Brutto 30,00 1432,82 1432,82
1426,17 1426,17
Lohnsteuer
Kirchensteuer
Krankenversicherung Die Techniker 7,30% 7,75- 7,75
Krankenvers. Zusatz Die Techniker 1,225 0,62- 0,62
Rentenversicherung 9,30% 104,60- 104,60
Arbeitslosenvers. 1,30% 17,55- 17,55
Pflegeversicherung 1,80% 133,25- 133,25
18,63- 18,63
25,79- 25,79
Nettoverdienst
VL-Abzug 1 7001 09.23-99.99 1124,63 1124,63
IPad Nutzungsgebühr 7780 03.24-02.25 20,00- 20,00
Überweisung 20,00-
1084,63 1084,63

Abb. 1.9 Auf einem Lohnzettel steht der Beitragssatz zur Krankenversicherung und zur Rentenversicherung. Das Bild zeigt ein Beispiel.
[O238]

Was sind Pflegeleistungen?

Wenn ein Mensch pflegebedürftig ist, dann kann er Leistungen aus der Pflegeversicherung bekommen. Zum Beispiel: für die Pflege zu Hause oder für die Versorgung in einer Pflegeeinrichtung.
Zu den Leistungen der Pflegeversicherung gehören: Pflegegeld, Pflegesachleistungen, Kombinationsleistungen und Verhinderungspflege.

Pflegegeld

Das Pflegegeld ist eine monatliche Zahlung. Das Pflegegeld wird bezahlt an eine pflegebedürftige Person, die zu Hause von Angehörigen gepflegt wird. Das Pflegegeld wird an Menschen mit Pflegegerad 2 bis Pflegegrad 5 ausbezahlt. Die pflegebedürftige Person darf über das Geld frei verfügen. Dieser Betrag ist als Anerkennung für die pflegenden Angehörigen gedacht.

Pflegesachleistung

Auch die Pflegesachleistung wird an Menschen mit Pflegegerad 2 bis Pflegegrad 5 ausbezahlt, die zu Hause leben. Die Pflegesachleistung ist aber gebunden an eine **professionelle** Pflegehilfe. Das heißt: **Ambulante** Pflegedienste übernehmen die Durchführung der Pflege. Dazu gehören: pflegerische Versorgung, Betreuung und Hilfe im Haushalt.
Zum Beispiel unterstützt die Pflegefachperson: bei der Körperpflege, beim Ankleiden und Auskleiden, bei der Medikamenteneinnahme und bei der Haushaltsführung. Pflegesachleistungen dürfen nur von Pflegediensten oder Fachkräften übernommen werden, die einen Versorgungauftrag mit der **Pflegekasse** haben. Die Erstattung der Kosten rechnet der ambulante Pflegedienst direkt mit der Pflegekasse ab.

Kombinationsleistung

Kombinationsleistung bedeutet: Pflegegeld und Sachleistungen werden gleichzeitig in Anspruch genommen. Der pflegebedürftige Mensch wird zum Teil von Angehörigen gepflegt und zum Teil von Pflegefachpersonen. Beide Leistungen werden also miteinander kombiniert.
Der ambulante Pflegedienst rechnet die Sachleistung direkt mit der Pflegekasse ab. Es kann sein, dass die Pflegesachleistung nicht den ganzen Betrag benötigt. Dann zahlt die Pflegekasse den Restbetrag anteilig als Pflegegeld an den Pflegeempfänger.

Verhinderungspflege und Kurzzeitpflege

Verhinderungspflege und Kurzzeitpflege bedeuten Ersatzpflege. Kurzzeitpflege kann ein pflegender Angehöriger für einen Erholungsurlaub nehmen. Verhinderungspflege unterstützt pflegende Angehörige, wenn diese wegen Krankheit oder Erholungsurlaub zeitweise nicht pflegen können, bis zu sechs Wochen im Jahr. Verhinderungspflege gilt bei der häuslichen Pflege von Menschen mit Pflegegerad 2 bis Pflegegrad 5.

Entlastungsbetrag

Pflegebedürftige in häuslicher Pflege haben Anspruch auf einen Entlastungsbetrag. Der Betrag ist für folgende Leistungen gedacht:

- Pflegende Angehörige sollen entlastet werden.
- Pflegebedürftige sollen dabei unterstützt werden, möglichst viel im Alltag selbstständig zu machen und selbst zu entscheiden.

Der Entlastungsbetrag kann genutzt werden:

- für Aufwendungen in der Tagespflege und Nachtpflege
- zur Kostenerstattung bei einer **Kurzzeitpflege**
- für Putzhilfe und für Haushaltshilfe
- für Leistungen zur Unterstützung im Alltag
- für Betreuungsgruppen

Der Entlastungsbetrag beträgt im Jahr 2025 bis zu 131 Euro monatlich.

Welche Aufgaben übernimmt der Medizinische Dienst?

Der Medizinische Dienst ist wichtig für: die Begutachtung der Pflegebedürftigkeit und für die Verteilung von Pflegeleistungen.

Begriffserklärung

Medizinischer Dienst (Abkürzung: MD)
Alter Name: **M**edizinischer **D**ienst der **K**rankenkassen (MDK). Seit 2020 wird der Name **M**edizinischer **D**ienst (MD) verwendet.
Medizinischer Dienst (MD): unabhängige Organisation im deutschen Gesundheitssystem.
Aufgabe: Beratung und Begutachtung in medizinischen und pflegerischen Fragen.
Neues Begutachtungsassessment des Medizinischen Dienstes (NBA):
Verfahren zur Begutachtung der Pflegebedürftigkeit eines Menschen.
Das Ergebnis ermittelt den *Pflegegrad* eines Menschen und die damit verbundenen Leistungen.

Aufgaben des Medizinische Dienstes:

- Beratung und Begutachtung für die gesetzliche Krankenversicherung
- Beratung und Begutachtung für die gesetzliche Pflegeversicherung
- Feststellung der Pflegebedürftigkeit
- Prüfung und Sicherung der Pflegequalität
- Patientenschutz
- Bewertung neuer Untersuchungen und neuer Behandlungen
- Prüfung von Arbeitsunfähigkeit
- Beratung zu **Rehabilitation** und Hilfsmitteln

Der Medizinische Dienst in der häuslichen Versorgung

Der Medizinische Dienst spielt eine wichtige Rolle in der häuslichen Versorgung. Die Aufgaben des Medizinischen Dienstes im häuslichen Umfeld sind vor allem:

- die Beurteilung des Pflegebedarfs und die Einstufung in einen Pflegegrad
- die **Qualitätssicherung** der Versorgung
- die Unterstützung der Patienten und der Angehörigen

Pflegebegutachtung

- Überprüfung des Pflegebedarfs: Die körperlichen, geistigen und psychischen Beeinträchtigungen der betroffenen Person werden untersucht. Die Fähigkeiten im Alltag werden überprüft.
- Einstufung in Pflegegrade: Der Medizinische Dienst beurteilt im Auftrag der **Pflegekassen**, ob eine Person Anspruch auf Pflegeleistungen hat. Die Person wird in einen Pflegegrad eingestuft.
- Regelmäßige Überprüfung: Bei bereits eingestuften Menschen wird der Pflegegrad in bestimmten Abständen überprüft. Damit wird sichergestellt, dass die Leistungen angemessen sind.

Die Begutachtung erfolgt im häuslichen Umfeld des pflegebedürftigen Menschen. Dabei wird die persönliche Situation berücksichtigt.

Zum Beispiel:

- Wohnsituation: Gibt es Treppen? Gibt es einen Aufzug? Ist das Bad mit Dusche oder Badewanne ausgestattet?
- Unterstützungsbedarf: Benötigt die Person Unterstützung beim Essen oder Kochen? Wie bewegt sich die Person? Benötigt die Person Unterstützung bei der Körperpflege?
- Vorhandene Hilfsmittel: Wird ein Rollstuhl oder Pflegebett benötigt?

Die Begutachtung ist auch telefonisch in einem Interview möglich.
Die Einstufung und Begutachtung durch den Medizinischen Dienst in der häuslichen Versorgung ist ein wichtiger Schritt, um den Pflegegrad festzulegen. Der Pflegegrad bestimmt den Leistungsumfang, der von der Pflegeversicherung übernommen wird. Ziele der Einstufung sind:

- Feststellung, ob eine Pflegebedürftigkeit besteht und wie stark diese ausgeprägt ist.
- Einteilung in einen der fünf Pflegegrade (1 bis 5). Die Einteilung in einen Pflegegrad richtet sich danach, wie schwer die Beeinträchtigungen sind.

Ablauf der Begutachtung:

1. Antragstellung
   Die pflegebedürftige Person oder ein gesetzlicher Vertreter stellt den Antrag bei der Pflegekasse. Die Pflegekasse beauftragt den Medizinischen Dienst.
2. Terminvereinbarung
   Der Medizinische Dienst vereinbart einen Termin für die Begutachtung. Angehörige oder die betreuende Person sollten beim Termin anwesend sein, um zusätzliche Informationen geben zu können.
3. Begutachtung im häuslichen Umfeld
   Der Gutachter des Medizinischen Dienstes besucht die pflegebedürftige Person zu Hause. Der Gutachter beurteilt die Situation. Bei der Begutachtung achtet der Medizinische Dienst auf folgende Punkte:
   - Selbstständigkeit: In welchen Bereichen benötigt die Person Unterstützung?
   - Wohnsituation: Ist die Umgebung barrierefrei? Ist die Umgebung angemessen ausgestattet?
   - Hilfsmittel: Welche Hilfsmittel sind vorhanden? Welche Hilfsmittel sind erforderlich?

Die Einstufung nach der Begutachtung erfolgt auf Basis des Neuen **Begutachtungsassessments**: Die Selbstständigkeit der Person wird in 6 Bereichen bewertet:

- *kognitive* und kommunikative Fähigkeiten
- *Mobilität* und Beweglichkeit
- Anforderungen und Belastungen im Zusammenhang mit der Erkrankung
- Selbstversorgung
- Leben in sozialen Beziehungen
- Haushaltsführung, Wohnen und Häuslichkeit

Für jeden Bereich werden Punkte vergeben, die am Ende den Pflegegrad ergeben.
Der Gutachter erstellt einen Bericht, den die Pflegekasse erhält.
Die Pflegekasse teilt der versicherten Person den Pflegegrad schriftlich mit.
Falls der Antragsteller mit der Einstufung nicht einverstanden ist, kann er Widerspruch einlegen.

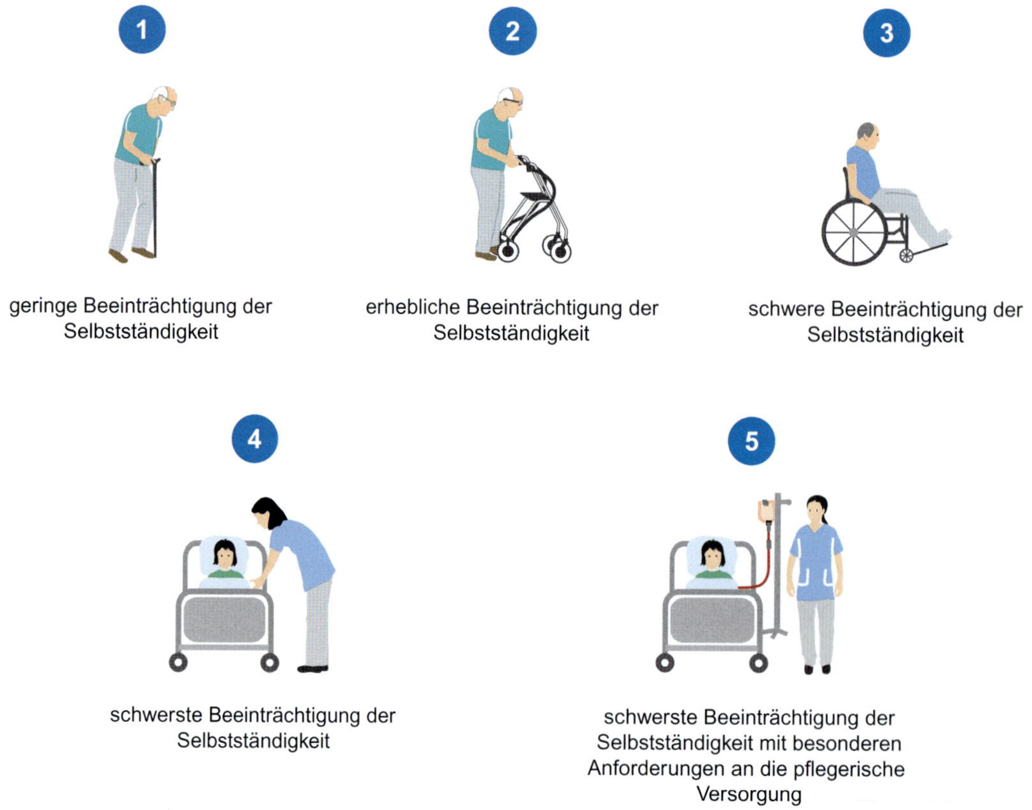

Abb. 1.10 Pflegegrade im Überblick
[L143]

Der Medizinische Dienst in einer Pflegeeinrichtung

In einer Pflegeeinrichtung gibt es zwei Gründe für den Besuch des Medizinische Dienstes: die **Pflege-Qualitätsprüfung** und die **Pflegebegutachtung**.

Pflege-Qualitätsprüfung

Der Medizinische Dienst kommt

- mindestens einmal im Jahr
- ohne Voranmeldung
- in **ambulante**, **stationäre** und teilstationäre Pflegeeinrichtungen

Ziel: Die Qualität der Pflege und die Einhaltung der vorgeschriebenen **Pflegestandards** werden geprüft. Die Ergebnisse werden im Internet veröffentlicht. Falls die Einrichtungen den gestellten Forderungen nicht entsprechen, wird eine Wiederholung der Prüfung durchgeführt.

Pflegebegutachtung

Der Medizinische Dienst kommt immer dann in eine Pflegeeinrichtung, wenn eine Pflegebegutachtung notwendig ist. Dies ist der Fall, wenn eine pflegebedürftige Person in einen Pflegegrad eingestuft werden soll oder wenn sich der Pflegegrad ändert.

Praxistipp

Hinweis zur **Dokumentation**: Die Dokumentation ist für die Pflegebegutachtung und die Einstufung wichtig. Nur was dokumentiert ist, das wird in die Einstufung einbezogen.

1.3 Welche Aufgaben hat das Gesundheitssystem?

Das Gesundheitssystem hat viele Aufgaben:

- **Prävention und Gesundheitsförderung**: Das Gesundheitssystem hat zum Ziel, Krankheiten durch vorbeugende Maßnahmen zu verhindern. Dazu gehören: Impfungen, Vorsorgeuntersuchungen wie *Mammographie*, Darmkrebsvorsorge und Gesundheitschecks.
- **Gesundheitsbildung**: Das Gesundheitssystem fördert die Aufklärung der Bevölkerung über gesunde Lebensweisen. Zum Beispiel bei diesen Themen: Ernährung, Bewegung, Stressbewältigung. Das Gesundheitssystem klärt über Risiken für die Gesundheit auf. Zum Beispiel durch: Rauchen oder Alkohol trinken.
- **Infektionsschutz:** Maßnahmen zur Verhinderung von Epidemien und Pandemien sowie Hygienemaßnahmen. Rechtliche Grundlage ist das **I**n**f**ektions**s**chutz**g**esetz (IfSG).
- **Diagnose und Behandlung von Krankheiten:** Das Gesundheitssystem bietet eine umfassende Versorgung, um *akute* und *chronische* Erkrankungen zu diagnostizieren, zu behandeln und zu heilen. Dies erfolgt in Praxen, in Krankenhäusern und Fachkliniken.
- **Medizinische Rehabilitation:** Nach der akuten Behandlung einer Krankheit oder Verletzung gibt es Maßnahmen, um die Wiederherstellung der Gesundheit und Leistungsfähigkeit zu unterstützen. Zum Beispiel Physiotherapie.
- **Notfallversorgung:** Rettungsdienste, Notaufnahmen
- **Pflege und Langzeitbetreuung**
- **Zugang zur Gesundheitsversorgung:** Das deutsche Gesundheitssystem basiert auf dem Solidarprinzip. Das bedeutet: Alle Bürger haben Zugang zu medizinischen Leistungen. Das ist unabhängig von Einkommen, sozialem Status oder Vorerkrankungen.
- **Finanzierung über Krankenkassen**: Das System stellt sicher, dass die Kosten für medizinische Leistungen gedeckt werden. Und zwar über die gesetzliche oder private Krankenversicherung. Patienten erhalten Zugang zu medizinischen Dienstleistungen.
- Sicherstellung der **flächendeckenden Versorgung**. Das bedeutet: Jeder Bürger erhält medizinische Versorgung, egal wo er wohnt.

- **Gesundheitsschutz und Arbeitsschutz:** Maßnahmen zur Verhütung von Gesundheitsrisiken. Zum Beispiel: Hygienevorschriften, Tragen von Röntgenschürzen in bestimmten Bereichen.
- **Forschung und Erneuerungen:** Entwicklung neuer Therapiemöglichkeiten oder Diagnoseverfahren. Oder die Einführung neuer Technologien. Zum Beispiel: Robotik bei Operationen.
- **Qualitätssicherung und Patientensicherheit:** Ständige Überprüfung und Sicherstellung der **Qualität**. Zum Beispiel: durch **Beschwerdemanagement** oder Instrumente zur Fehlermeldung.
- **Finanzierung und Kostenkontrolle.** Das geschieht durch die Überprüfung der Kosten.
- **Beratung der Bevölkerung:** Das Gesundheitssystem bietet Unterstützung und Information zu verschiedenen gesundheitlichen Themen an. Das Angebot wird von Krankenkassen, Gesundheitsämtern und Beratungsstellen gemacht. Zum Beispiel: Ernährungsberatung, Schwangerschaftsberatung oder Suchtberatung.
- **Selbsthilfegruppen und Patientenorganisationen.** Betroffene Menschen mit ähnlichen Problemen treffen sich regelmäßig zum Austausch. Zum Beispiel: Gruppen für Patienten mit einer Krebserkrankung.

2 Welche Einrichtungen gibt es im deutschen Gesundheitssystem?

Das deutsche Gesundheitssystem besteht aus vielen Personen, Organisationen und Einrichtungen. Diese Einrichtungen decken verschiedene Leistungen ab.
Zu den Einrichtungen im deutschen Gesundheitssystem gehören:

- **Einrichtungen zur ambulanten Versorgung:** die Versorgung außerhalb von Kliniken. Zum Beispiel: Zahnarzt, Hausarzt, häusliche Pflege.
- **Einrichtungen zur teilstationären oder stationären Versorgung:** die Versorgung in einer Pflegeeinrichtung oder in einer Klinik. Es gibt auch Fachkliniken. Zum Beispiel: Kinderklinik, psychiatrisches Krankenhaus.
- **Einrichtungen zur Rehabilitation:** die ambulante und stationäre Versorgung in einem Rehabilitationszentrum.

Träger im deutschen Gesundheitssystem

Der Träger einer Einrichtung im Gesundheitswesen ist verantwortlich für die Organisation. Zum Beispiel:

- für die Einstellung von ausreichend Personal
- für die Beschaffung der notwendigen Materialien
- für die Kosten
- für die Verträge. Zum Beispiel: Heimvertrag bei einer Pflegeeinrichtung oder Behandlungsvertrag bei einer Klinik.

In Deutschland gibt es vor allem **drei Arten von Trägern:**

- **Staatliche Träger:** Diese werden auch öffentliche Träger genannt. Das sind Bundesländer, Gemeinden oder Landkreise.
- **Freigemeinnützige Träger:** Das sind Organisationen, die keine Gewinne erzielen. Einrichtungen werden oft von Wohlfahrtsverbänden oder Kirchen betrieben.
- **Private Träger:** Das sind Organisationen, die Gewinne erzielen. Zum Beispiel: Helios Kliniken oder Asklepios Kliniken.

Begriffserklärung

Wohlfahrtsverband: gemeinnützige Organisation. Das bedeutet:
Ein Verein handelt für die Gemeinschaft. In Deutschland gibt es viele Wohlfahrtsverbände. Zum Beispiel: Deutsches Rotes Kreuz.
Wohlfahrtsverbände bieten Beratungen und Schulungen an.
Wohlfahrtsverbände betreiben Einrichtungen im sozialen Bereich und in der Gesundheitsversorgung. Zum Beispiel: Pflegeeinrichtungen, ambulanter Pflegedienst, Bahnhofsmission, Werkstätten für Menschen mit Behinderung.

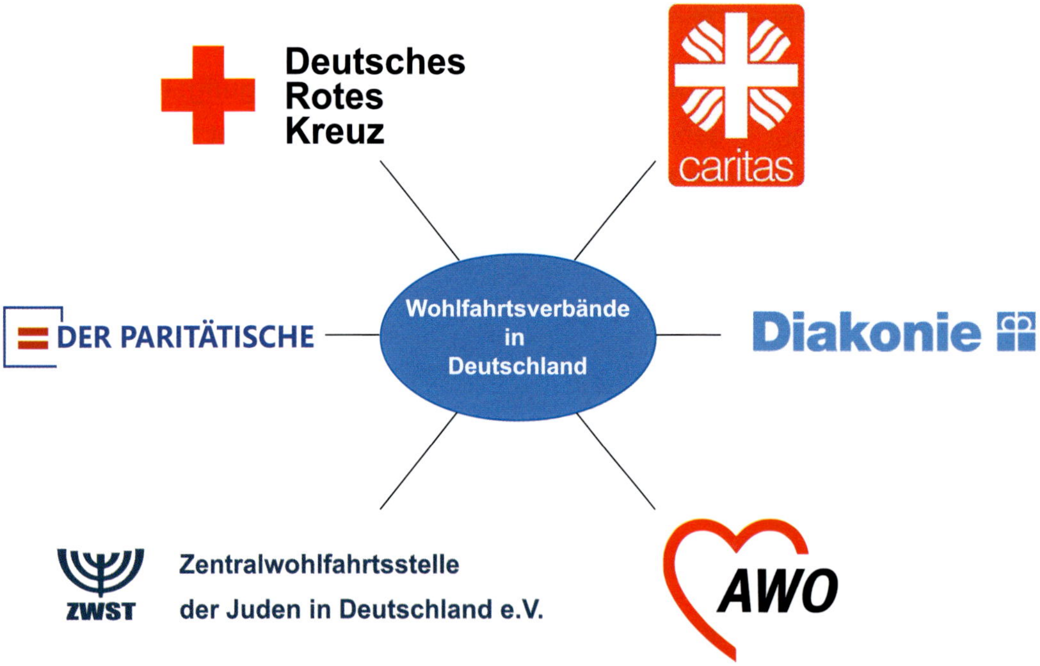

Abb. 2.1 Übersicht über die Wohlfahrtsverbände in Deutschland [W1345, W1350, W1351, W792, W811, W322, L143]

Versorgungsformen im deutschen Gesundheitssystem

Im deutschen Gesundheitssystem gibt es **verschiedene Versorgungsformen:**

- ambulante Behandlung
- **stationäre** Versorgung
- **stationäre** Versorgung
  – teilstationärer Bereich (Tagespflege und Nachtpflege, Tageskliniken)
- ambulante und stationäre **Rehabilitation**

2.1 Ambulante ärztliche Versorgung

Begriffserklärung

Ambulant: Patienten können nach der Behandlung die Einrichtung wieder verlassen, ohne Übernachtung.

Die ambulante ärztliche Versorgung ist ein Hauptbestandteil des deutschen Gesundheitssystems. Die ambulante ärztliche Versorgung enthält alle medizinischen Leistungen, die außerhalb von Krankenhäusern und ohne stationäre Aufnahme erbracht werden.
Die ambulante ärztliche Versorgung findet statt: in Arztpraxen, in medizinischen Versorgungszentren (MVZ) oder bei Hausbesuchen.

Hausärztliche Versorgung

Hausärzte sind oft die ersten Ansprechpartner im Gesundheitssystem. Hausärzte übernehmen eine grundlegende, allgemeine medizinische Betreuung. Zu ihren Aufgaben gehören:

- Erstdiagnose
- Behandlung von Erkrankungen
- Vorsorgeuntersuchungen
- Impfungen
- Planung der weiteren Behandlung: Hausärzte leiten bei Bedarf die Überweisung an Fachärzte oder Kliniken ein. Hausärzte sind oft direkte Bezugspersonen für Patienten. Vor allem bei *chronischen*, also andauernden, Erkrankungen.
- Viele Hausärzte bieten auch Hausbesuche an.

Fachärztliche Versorgung

Fachärzte bieten spezialisierte medizinische Versorgung an. Zum Beispiel:

- bei Herzerkrankungen: Kardiologen
- bei Hauterkrankungen: Dermatologen
- bei Erkrankungen des Nervensystems: Neurologen
- bei Erkrankungen von Kindern: Pädiater

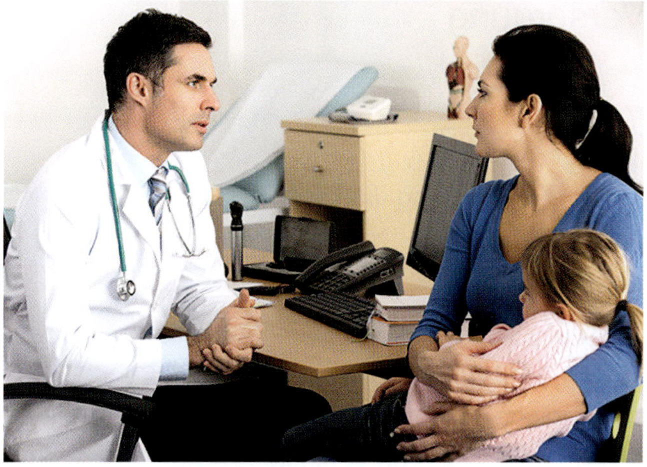

Abb. 2.2 Der Besuch beim Kinderarzt ist eine fachärztliche Versorgung. [J787]

Patienten werden entweder direkt von einem Hausarzt überwiesen oder sie suchen Fachärzte selbstständig auf.
Fachärzte arbeiten in Einzelpraxen, in Gemeinschaftspraxen oder in Medizinischen Versorgungszentren (MVZ).

Begriffserklärung

Medizinisches **V**ersorgungs**z**entrum (MVZ): In einem Haus arbeiten mehrere Ärzte von verschiedenen Fachrichtungen. Die Organisation von Behandlungen und Terminen ist einfacher.

Notfalldienste und Bereitschaftsdienste

Ärztlicher Bereitschaftsdienst: Außerhalb der normalen Sprechzeiten eines Hausarztes gibt es einen Bereitschaftsdienst für dringende medizinische Fälle. Das sind keine Notfälle. Es sind Erkrankungen oder kleinere Unfälle, die sofortige Behandlung benötigen.
Notfallpraxis: Viele Kliniken und Gesundheitszentren bieten **ambulante** Notfallversorgung an. Notfalldienste haben auch abends und an Wochenenden geöffnet. Also dann, wenn Hausarztpraxen geschlossen haben.

Vorsorgeuntersuchungen und Früherkennung

Regelmäßige Vorsorgeuntersuchungen zur Früherkennung von Krankheiten werden ambulant durchgeführt. Zum Beispiel:

- Krebsvorsorgeuntersuchungen für Darmkrebs, Brustkrebs oder Prostatakrebs
- Gesundheitschecks: Blutdruck, Blutzuckerspiegel, Cholesterinspiegel werden untersucht.
- Schutzimpfungen zum Schutz vor Infektionskrankheiten

- Untersuchungen zur Zahnvorsorge
- Vorsorgeuntersuchung während einer Schwangerschaft
- Kinderuntersuchungen und Jugenduntersuchungen. Für die Vorsorgeuntersuchungen im Kindesalter gibt es ein Kinderuntersuchungsheft. Dieses wird auch als Gelbes Heft bezeichnet.

Krankheiten	Anspruchsalter	Rhythmus
bestimmte Krebserkrankungen wie Gebärmutterhalskrebs oder Prostatakrebs	Frauen 20 bis 34 Jahre Männer ab 45 Jahre	jährlich
Hautkrebs	ab 35 Jahre	alle 2 Jahre
Mammographie-Screening	für Frauen 50 bis 75 Jahre	alle 2 Jahre
Hämoccult-Test	50 bis 54 Jahre	jährlich
Check-Up 35	ab 35 Jahre	alle 3 Jahre
Bauchaorten-aneurysma	für Männer ab 65 Jahre	einmalig

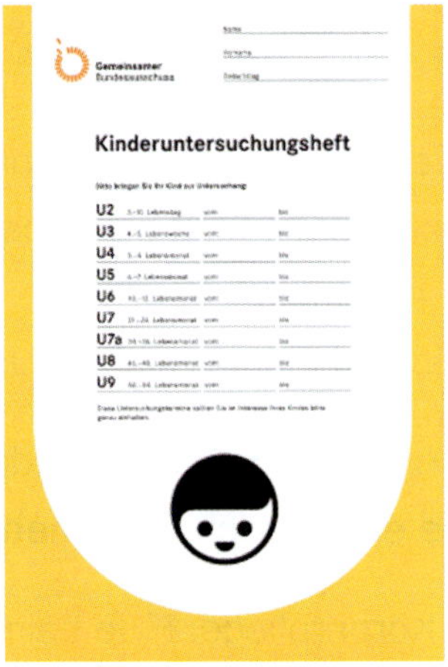

Abb. 2.3 Beispiele für Vorsorgeuntersuchungen. Links: Vorsorgeuntersuchungen für Erwachsene. Rechts: Gelbes Heft für Kinder.
[L143, X354]

Psychotherapeutische Versorgung

Ein Teil der ambulanten Versorgung umfasst auch die psychotherapeutische Betreuung. Psychotherapeuten bieten Behandlungen bei psychischen Störungen an. Zum Beispiel: bei Depressionen, Angststörungen oder Traumata.

Begriffserklärung

Telemedizin: Die Benutzung von digitalen Medien, um medizinische Dienstleistungen anzubieten. Digitale Medien sind zum Beispiel: Laptop, Handy.

Praxistipp

In den letzten Jahren waren telemedizinische Angebote hilfreich.
Vor allem während der Corona-Pandemie. Das sind zum Beispiel Sprechstunden über Video.
Videosprechstunden ermöglichen eine Beratung und Betreuung, ohne dass der Patient in der Praxis erscheinen muss.

2.2 Ambulante pflegerische Versorgung

Die **ambulante pflegerische Versorgung** spielt eine wichtige Rolle im deutschen Gesundheitssystem.

Begriffserklärung

Ambulante pflegerische Versorgung: Diese wird auch häusliche Pflege genannt. Menschen mit Pflegebedarf leben zu Hause. Dort erhalten sie medizinische, pflegerische oder hauswirtschaftliche Unterstützung.

Diese Form der Versorgung wird durch ambulante Pflegedienste organisiert. Dadurch können pflegebedürftige Menschen im gewohnten Umfeld möglichst unabhängig leben.
Die ambulante Pflege enthält zum Beispiel folgende Leistungen:

Grundpflege: Die Grundpflege umfasst die Unterstützung bei alltäglichen Aufgaben, die ein Mensch nicht mehr allein bewältigen kann. Dazu gehören:

- Körperpflege: Hilfe beim Waschen, Duschen, Baden, Zahnpflege, Haarpflege und Nagelpflege.
- Ernährung: Unterstützung bei der Nahrungsaufnahme, Zubereitung von Mahlzeiten, Verabreichung von Sondennahrung.
- Mobilität: Hilfe beim Aufstehen, Zubettgehen, Ankleiden, Gehen, Treppensteigen oder Lagern im Bett.
- Ausscheidung: Unterstützung beim Toilettengang, bei der Inkontinenzversorgung oder beim Wechseln von *Kathetern* und Vorlagen.

Behandlungspflege: Diese Leistungen werden ärztlich verordnet. Die Leistungen werden von qualifiziertem Pflegepersonal erbracht. Dabei trägt die Pflegefachperson die Aufsicht und die Verantwortung, dass alles richtig gemacht wird. Diese Leistungen dienen der medizinischen Versorgung. Zu diesen Leistungen gehören:

- Wundversorgung: Anlegen und Wechseln von Verbänden
- Medikamentenvergabe: Kontrolle und Verabreichung von Medikamenten
- Blutdruckmessung und Blutzuckermessung
- Kontrolle und Überwachung der *Vitalzeichen*
- *Injektionen*: Verabreichung von Medikamenten oder Insulin per Spritze

- Versorgung eines Katheters und *Stomaversorgung*: Pflege und Kontrolle bei Blasenkathetern oder künstlichen Darmausgängen
- Kompressionsstrümpfe: Anlegen von Kompressionsstrümpfen oder Verbänden

Hauswirtschaftliche Versorgung: Die hauswirtschaftliche Versorgung ergänzt die Grundpflege und die Behandlungspflege. Diese Versorgung umfasst Unterstützung im Haushalt:

- Reinigung der Wohnung
- Einkaufen und Besorgungen
- Zubereitung von Mahlzeiten
- Wäsche

Pflegeberatung und Unterstützung für Angehörige: Ambulante Pflegedienste bieten nicht nur direkte Pflegeleistungen, sondern auch:

- Pflegeberatung: Beratung für Pflegebedürftige und ihre Angehörigen. Zu den Themen: Pflegeleistungen, Hilfsmittel, finanzielle Unterstützung oder den Pflegegrad.
- Schulung von Angehörigen, um bestimmte Aufgaben selbst übernehmen zu können.

Unterstützung im Alltagsleben: Begleitung zu Terminen. Begleitung bei Spaziergängen.

Palliativpflege: Für Patienten in der letzten Lebensphase gibt es **S**pezialisierte **a**mbulante **P**alliativ**v**ersorgung (SAPV). Diese kümmert sich um:

- Schmerztherapie
- Symptomkontrolle
- psychosoziale Betreuung für Patienten und Angehörige
- Organisation der ambulanten Pflege

Die ambulante Pflege wird in der Regel von Pflegediensten erbracht.
Ambulante Pflegedienste können private Unternehmen sein. Ambulante Pflegedienste können auch von Wohlfahrtsverbänden oder kirchlichen Einrichtungen betrieben werden. Zum Beispiel: Caritas, Deutsches Rotes Kreuz.
Die Pflegefachpersonen kommen zu festgelegten Zeiten zu den pflegebedürftigen Menschen nach Hause. Dort übernehmen sie die notwendigen Pflegetätigkeiten.

Die Pflegeversicherung übernimmt die Kosten für die ambulante Pflege zum Teil. Das ist abhängig vom Pflegegrad der betroffenen Person und von den benötigten Leistungen. Folgende Leistungen sind möglich:

- Pflegegeld
- Pflegesachleistungen
- Kombinationsleistungen
- Verhinderungspflege und **Kurzzeitpflege**: Wenn pflegende Angehörige vorübergehend nicht pflegen können, dann übernimmt ein Pflegedienst oder eine Pflegeeinrichtung die Versorgung.
- Entlastungsleistungen: Pflegebedürftige in häuslicher Pflege haben Anspruch auf einen Entlastungsbetrag.

Merkhilfe

Pflege durch Angehörige

Die **Pflege durch Angehörige** ist in Deutschland eine der häufigsten Formen der Versorgung von pflegebedürftigen Menschen. Mehr als die Hälfte aller pflegebedürftigen Menschen wird zu Hause ausschließlich durch folgende Personen gepflegt: Familienmitglieder, Freunde oder andere nahestehende Personen. Diese Art der Pflege ermöglicht es den Betroffenen, in ihrem vertrauten Umfeld zu bleiben.

Die Pflege zu Hause ist körperlich und emotional sehr belastend für die Angehörigen. Das deutsche Pflegesystem bietet Unterstützungsmöglichkeiten und Entlastungsmöglichkeiten in Form von:

- Pflegegeld
- Pflegeberatung
- Schulungen für pflegende Angehörige
- Verhinderungspflege
- Kurzzeitpflege
- Tagespflege und Nachtpflege
- Pflegezeit und Familienpflegezeit
- soziale Absicherung

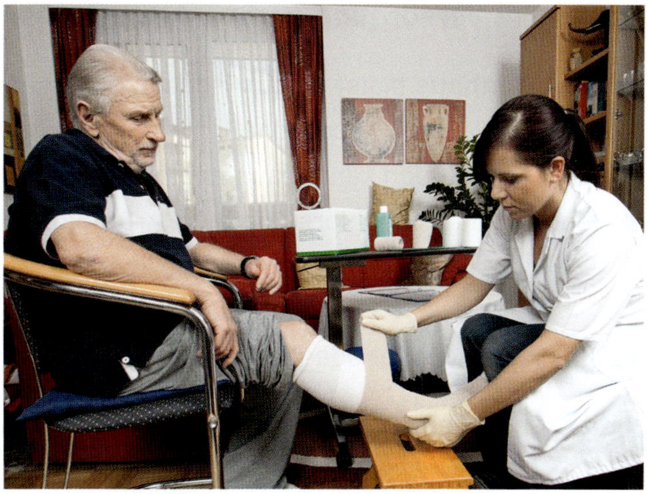

Abb. 2.4 Ambulante Pflege ermöglicht es vielen kranken Menschen, zu Hause zu leben. [J787]

2.3 Stationäre medizinisch-pflegerische Versorgung

Die **stationäre medizinisch-pflegerische Versorgung** bedeutet: Betreuung und Pflege von Patienten oder Bewohnern in einer stationären Einrichtung. Diese Menschen brauchen eine andauernde und umfassende Versorgung. Die Gründe dafür sind: Krankheit, Pflegebedürftigkeit oder andere gesundheitliche Einschränkungen.

Begriffserklärung

Stationär: pflegerische oder medizinische Behandlung, für die eine Person auf einer Station aufgenommen wird. Die Station kann im Krankenhaus oder in einer Pflegeeinrichtung sein. Eine Person bleibt zur Behandlung, Untersuchung oder Pflege mindestens eine Nacht.
Das Gegenteil ist eine **ambulante** Behandlung. Der Patient geht nach der Versorgung wieder nach Hause.
Stationäre Einrichtungen: Krankenhäuser, Fachkliniken, Pflegeeinrichtungen oder Rehabilitationskliniken.

Eine stationäre Versorgung wird notwendig, wenn die medizinische oder pflegerische Betreuung über einen längeren Zeitraum als 24 Stunden gewährleistet sein muss. Man unterscheidet:

- stationäre medizinische Versorgung (SGB V)
- stationäre pflegerische Versorgung (SGB XI)

Stationäre Versorgung in einem Krankenhaus

Ein Krankenhaus bietet medizinische und pflegerische Versorgung für *akute* Krankheitsfälle und chirurgische Eingriffe. Wenn die Behandlung nicht **ambulant** durchgeführt werden kann, dann erfolgt die stationäre Aufnahme.
In Deutschland gibt es **verschiedene Arten von Krankenhäusern:**

- Universitätskliniken
- Fachkrankenhäuser oder Fachkliniken
- Krankenhäuser der Regelversorgung
- Krankenhäuser der Schwerpunktversorgung
- Krankenhäuser der Maximalversorgung
- Tageskliniken und Nachtkliniken. Das nennt man auch teilstationär, weil es eine Mischung zwischen stationär und ambulant ist.

Aufbau eines Krankenhauses

Der Aufbau von Krankenhäusern ist unterschiedlich. Der Aufbau hängt ab von der Größe und der Fachrichtung. In der Regel gibt es folgende Abteilungen in einem Krankenhaus:

- Verwaltung und Geschäftsführung
- Medizinische Abteilungen. Zum Beispiel: Innere Medizin, Chirurgie.
- Abteilungen zur Diagnostik. Zum Beispiel: Röntgen, Labor.
- Abteilungen zur Therapie. Zum Beispiel: Physiotherapie.
- Pflegebereiche. Zum Beispiel: Intensivpflegestation.
- Technische Abteilungen. Zum Beispiel: Medizintechnik, Haustechnik.
- Apotheke
- Küche, Hauswirtschaft und Reinigung
- Sozialdienst und Seelsorge

Die Hauptaufgaben der stationären Versorgung im Krankenhaus sind: die medizinische Behandlung und die pflegerische Versorgung.

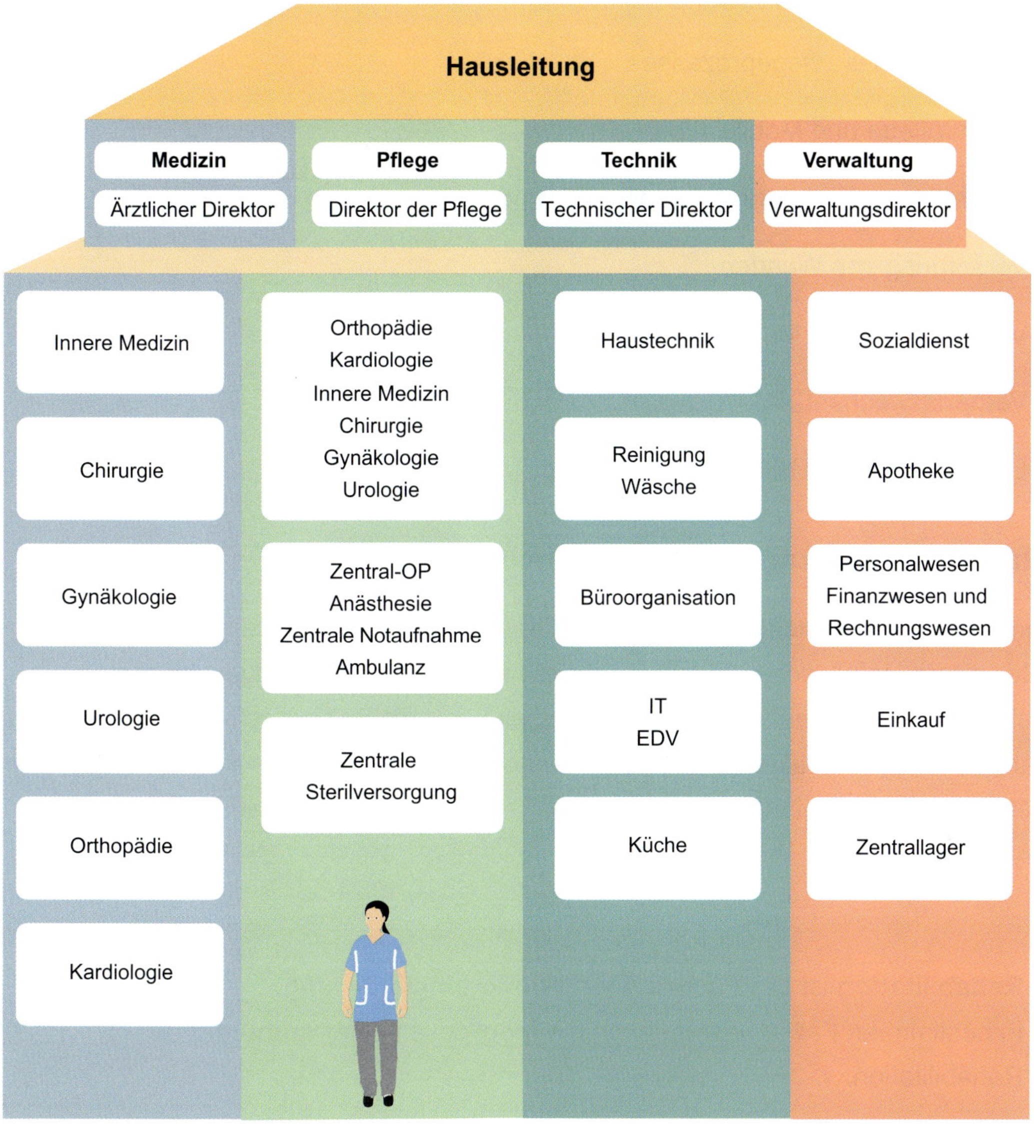

Abb. 2.5 Aufbau eines Krankenhauses [L143]

Medizinische Behandlung:

- Akutversorgung
- Diagnostik. Zum Beispiel: Bildgebung wie CT und MRT, Blutentnahme, *Herzkatheteruntersuchung, Biopsie*.
- Therapie: Gabe von Medikamenten und Infusionen, Operationen, Psychotherapie.
- **Rehabilitation**: Physiotherapie, Ergotherapie, Logopädie.

Pflegerische Versorgung:

- Steuerung des Pflegeprozesses
- Körperpflege und Mobilisation
- Unterstützung bei der Nahrungsaufnahme
- Versorgung von Wunden
- Verabreichen von Medikamenten
- Verbandswechsel
- Überwachung der Vitalzeichen

Stationäre Versorgung in einer Rehabilitationsklinik

Eine Rehabilitationsklinik versorgt Patienten nach einer schweren Krankheit oder einem Unfall, sobald die akut medizinische Versorgung abgeschlossen ist. Rehabilitationsmaßnahmen haben zum Ziel: körperliche, seelische und soziale Fähigkeiten eines Patienten wiederherzustellen oder zu verbessern. Die **stationäre** Rehabilitation erfolgt oft nach Operationen, Herzinfarkten, Schlaganfällen oder Unfällen.

Begriffserklärung

Rehabilitation ist das Fachwort für: **Wiedereingliederung**.
In bestimmten Fällen besteht auch die Möglichkeit einer **ambulanten** Rehabilitation.

Rehabilitationskliniken sind meistens auf bestimmte Erkrankungen spezialisiert. Beispiele:

- In der neurologischen Rehabilitation werden Patienten nach Schlaganfällen und Hirnblutungen betreut.
- In der kardiologischen Rehabilitation werden Patienten nach Herzinfarkten oder Herzoperationen betreut.

- In der orthopädischen Rehabilitation werden Patienten nach Verletzungen der Knochen oder Verletzungen der Wirbelsäule betreut.
- In der psychosomatischen Rehabilitation werden Patienten mit Essstörungen, Depressionen und Burnout betreut.
- In der geriatrischen Rehabilitation werden Menschen über 70 Jahre mit *Multimorbidität* betreut.
- Auch Kinder mit chronischen Erkrankungen können eine Rehabilitation bekommen.

Ziel der Rehabilitation ist es, die Selbstständigkeit im Alltag zu erreichen und zu erhalten.

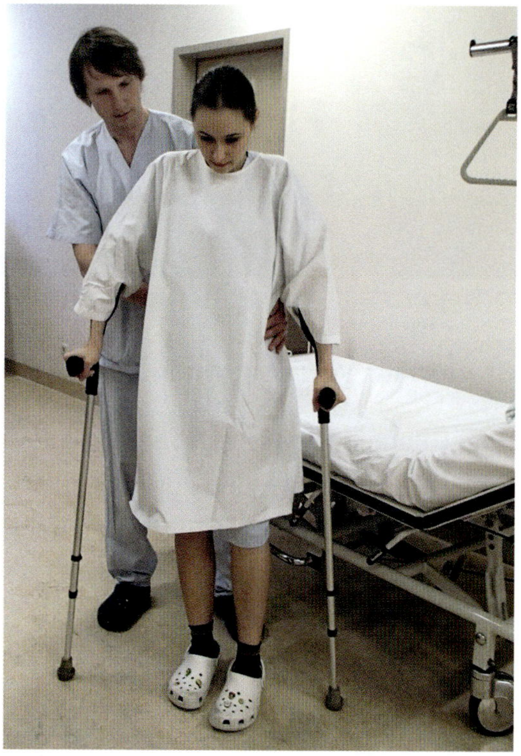

Abb. 2.6 In Rehakliniken können Pflegefachpersonen gezielt darauf eingehen, die Lebensqualität der Patienten wiederherzustellen. [M294]

Stationäre Versorgung in einem Hospiz

Ein Hospiz ist eine Einrichtung für Menschen mit einer sehr schweren Erkrankung. Die Menschen werden dort in ihrer letzten Lebensphase begleitet. Diese Menschen benötigen eine intensive palliative Betreuung. Ein Hospiz ist speziell darauf ausgerichtet,

- die Lebensqualität am Lebensende zu erhalten.
- den Menschen ein würdiges Sterben zu ermöglichen.

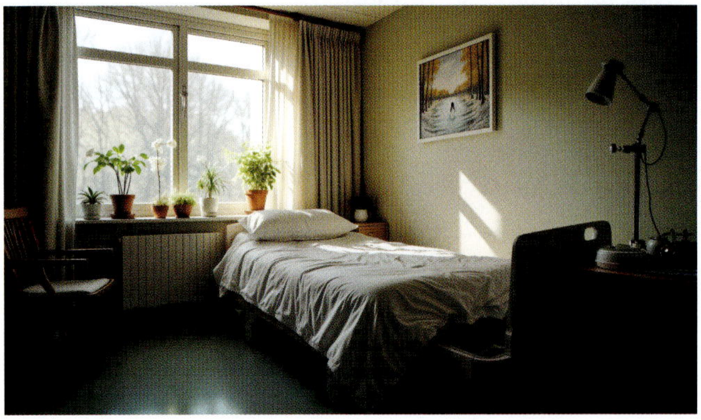

Abb. 2.7 Hospize sind besondere Einrichtungen. Es wird alles getan, damit die Patienten eine möglichst gute Lebensqualität haben. Hier ist alles erlaubt: Haustiere, ein Glas Sekt oder die Lieblingspflanze. [J748-224]

Stationäre Versorgung in einer Pflegeeinrichtung

Eine **Pflegeeinrichtung** ist ein Ort für Menschen, die dauerhaft Pflege brauchen. Diese Menschen werden dort stationär versorgt, weil eine Betreuung zu Hause nicht mehr möglich ist. Gründe dafür sind zum Beispiel: das Lebensalter, chronische Krankheiten oder Behinderungen.

Pflegeeinrichtungen werden häufig auch als Pflegeheim oder Altenheim bezeichnet. In der **stationären Langzeitpflege** werden pflegebedürftige Menschen mit einem hohen Pflegebedarf versorgt. Dieser Versorgungsbedarf kann nicht zu Hause durch ambulante Pflegedienste gedeckt werden. Das betrifft vor allem ältere Menschen. Oder Menschen mit chronischen Erkrankungen. Zum Beispiel: Demenz.

Begriffserklärung

Langzeitpflege
Pflegerische Versorgung über einen längeren Zeitraum. In einer Pflegeeinrichtung oder im häuslichen Bereich. Folgendes gehört zur Betreuung:

- Unterstützung bei den alltäglichen Aktivitäten des täglichen Lebens. Zum Beispiel: Körperpflege oder Toilettengang.
- Medizinische Betreuung. Zum Beispiel: Medikamentengabe oder Wundversorgung nach ärztlicher Anordnung.
- Unterstützung in der Hauswirtschaft. Zum Beispiel: Einkaufen oder Wäschewaschen.
- Betreuung und Begleitung. Zum Beispiel: Gymnastik oder Spielnachmittage.

Stationäre Langzeitpflege: Pflegerische Betreuung in einer Pflegeeinrichtung.
Kurzzeitpflege: Pflegerische Betreuung in einer Pflegeeinrichtung nur für einen kurzen Zeitraum.
Ziel ist eine umfassende pflegerische Betreuung eines Menschen, der dies nicht mehr selbstständig leisten kann.
Ursache: chronische Erkrankung, Behinderung oder Lebensalter eines Menschen.

Pflegeeinrichtungen bieten auch psychosoziale Betreuung und Aktivitäten an, die die geistigen und körperlichen Fähigkeiten der Bewohner erhalten sollen. Zum Beispiel: Spaziergänge, Ausflüge, sportliche Aktivitäten, Basteln, Musikstunden.
In Pflegeeinrichtungen gibt es eine regelmäßige ärztliche Betreuung durch Hausärzte oder Fachärzte. Diese Ärzte behandeln die Bewohner direkt in der Einrichtung.

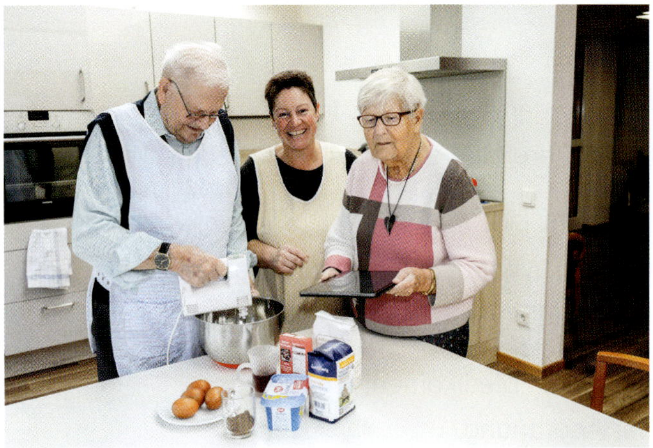

Abb. 2.8 In einer Einrichtung für Senioren werden auch anregende Aktivitäten angeboten. [K157]

3 Wie ist die Finanzierung im Gesundheitssystem?

Begriffserklärung

Finanzierung: alle Aufgaben und Maßnahmen zur Beschaffung von Geld, um bestimmte Dinge zu bezahlen. Das bedeutet: Wie bekommt man das Geld, das man zum Bezahlen braucht?

Finanzierung im Gesundheitssystem:

- Woher kommt das Geld für die Ausgaben im Gesundheitssystem?
- Wie viel Geld bekommt eine Einrichtung oder ein Arzt für seine Leistung?

Das Gesundheitssystem in Deutschland wird finanziert durch den Staat und über die Krankenversicherung und die Pflegeversicherung.

- **Krankenversicherung:** Die rechtliche Grundlage für die Krankenversicherung ist das Fünfte Sozialgesetzbuch. Die Abkürzung ist: SGB V. Es gibt einen einheitlichen **Beitragssatz** von 14,6 Prozent des sozialversicherungspflichtigen Einkommens (Stand 2025). Jede **Krankenkasse** legt einen **individuellen** Zusatzbeitrag fest. Arbeitgeber und Arbeitnehmer teilen sich diesen Betrag.
- **Pflegeversicherung:** Die rechtliche Grundlage für die Pflegeversicherung ist das Elfte Sozialgesetzbuch. Die Abkürzung ist: SGB XI. Die Pflegeversicherung gibt es, um das Risiko der Pflegebedürftigkeit abzusichern. Die Pflegeversicherung bezieht sich auf häusliche und **stationäre** Pflegeleistungen.

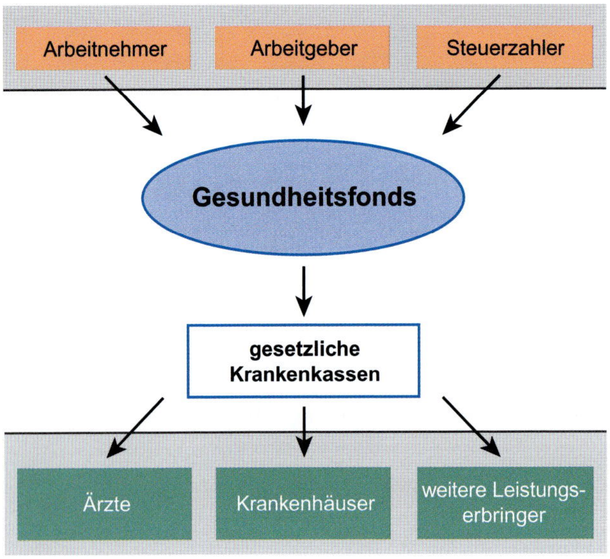

Abb. 3.1 Finanzierung der gesetzlichen Krankenversicherung [L143]

Begriffserklärung

Gesundheitsfonds

Fonds: ist eine Form der Geldanlage. Mehrere Geldgeber legen für ein Projekt ihr Geld zusammen.

Gesundheitsfonds: eine besondere Art der Geldanlage zur Finanzierung der gesetzlichen Krankenkassen. Das Geld kommt aus den Beiträgen der Arbeitnehmer, Arbeitgeber und dem Bundeszuschuss.

3.1 Wie ist die Finanzierung im Krankenhaus?

Krankenhäuser werden nach dem Prinzip der dualen Finanzierung finanziert.

Begriffserklärung

Dual heißt doppelt.

Duale Finanzierung: Finanzierung auf zwei Wegen. Die Krankenhausfinanzierung wird zwischen den **Krankenkassen** und den **Bundesländern** aufgeteilt.

- Die **Betriebskosten** zahlen die Krankenkassen über die Versicherungsbeiträge. Betriebskosten sind Kosten, die für die Behandlung der Patienten entstehen. Zum Beispiel: Personal, Reinigung, Heizung, Strom, Medikamente.
- Die **Investitionskosten** übernehmen die Bundesländer über Steuern. Investitionskosten sind zum Beispiel: Kosten für neue Gebäude, Anschaffung neuer Einrichtungsgegenstände oder Geräte. Zum Beispiel: Röntgengeräte.

Zur **Finanzierung** der Betriebskosten vereinbart ein Krankenhaus mit den Krankenkassen einen Gesamtbetrag. Das Krankenhaus erhält für jeden Patienten eine Fallpauschale. Diese Pauschale wird durch ein Klassifikationssystem ermittelt, das **DRG** heißt.

Begriffserklärung

DRG ist die englische Abkürzung für: **D**iagnosis **R**elated **G**roups. Aus dem Englischen übersetzt: diagnosebezogene Fallgruppen. Kurz: Fallpauschale.
Jeder Patient wird in diesem Klassifikationssystem eingeordnet in eine bestimmte Fallgruppe. Jede Fallgruppe hat einen bestimmten Punktewert. Aus diesem Punktewert wird der finanzielle Aufwand berechnet. Das Krankenhaus rechnet diesen Wert mit der Krankenkasse ab.
Zum Beispiel: Alle Patienten mit einer *Appendektomie* haben die gleiche Fallpauschale.

Seit 2025 werden die DRGs in Deutschland schrittweise abgeschafft. Deutschland wird die Finanzierung der Krankenhäuser neu regeln. Zukünftig bekommen Kliniken einen Teil ihrer Vergütung allein für das Vorhalten bestimmter Angebote. Dabei ist es nicht entscheidend, ob die Leistung tatsächlich erbracht wurde. Das nennt man Vorhaltekosten.
Beispiele: Vorhalten der Geburtshilfe oder Notfallversorgung.
Die vollständige Umsetzung ist bis 2029 geplant. Die Krankenkassen decken aber nicht alle Kosten für einen Aufenthalt im Krankenhaus ab. Die Patienten müssen etwas dazu bezahlen. Der *Eigenanteil* beträgt 10 Euro für jeden Tag. Der Eigenanteil ist höchstens für 28 Tage im Jahr zu bezahlen.
In vielen Krankenhäusern gibt es **Wahlleistungen**. Das sind Leistungen, die die Krankenkasse nicht übernimmt. Zum Beispiel eine Behandlung durch den Chefarzt. Diese Leistung muss der Patient selbst bezahlen. Der Patient kann eine private Zusatzversicherung abschließen, die diese Kosten übernimmt.

3.2 Wie ist die Finanzierung in einer Pflegeeinrichtung?

Die Finanzierung in Pflegeeinrichtungen ist aufgeteilt zwischen Pflegeversicherung und dem einzelnen Bewohner.

- Die **Pflegekasse** zahlt die allgemeinen Pflegeleistungen. Dabei handelt es sich um: pflegerische Maßnahmen und Leistungen der medizinischen Behandlungspflege. Die Leistungen richten sich nach dem Pflegegrad eines Bewohners. Häufig reicht das Geld der Pflegeversicherung nicht für alle pflegerischen Leistungen.
- Der **Bewohner der Pflegeeinrichtung** zahlt die Kosten für Unterkunft und Verpflegung. Dazu gehören auch Dienstleistungen wie zum Beispiel Müllentsorgung und Zimmerreinigung. Wenn ein Bewohner nicht genug Geld hat, dann kann der Bewohner Sozialhilfe beantragen.
- Auch die Investitionskosten für Bau und Modernisierung der Pflegeeinrichtung werden von den Bewohnern bezahlt.

Jede Pflegeeinrichtung verhandelt mit den Pflegekassen den Preis für die Pflegeleistungen. Das heißt: **Pflegesatzvereinbarung**. Die Verhandlungen zur Pflegesatzvereinbarung sind kompliziert. Und sie sind in jedem Bundesland anders.

Begriffserklärung

Pflegesatz: Kosten für die Pflege in einer Pflegeeinrichtung. Dazu gehören: allgemeine Pflegeleistungen und Förderung der Aktivitäten im Alltag. Der Pflegesatz wird in der Pflegesatzvereinbarung ausgehandelt.

Fallbeispiel

In einer Pflegesatzvereinbarung steht, wie viel Geld eine Pflegeeinrichtung für die Betreuung berechnen darf.
Beispiel: Die vollstationäre Pflege für einen Bewohner mit Pflegegrad 3 kostet 3.500 Euro im Monat.

- Pflegekosten: 2.000 Euro
- Unterkunft und Verpflegung: 1.200 Euro
- Investitionskosten: 300 Euro

Die Pflegeversicherung zahlt für einen Bewohner mit Pflegegrad 3 in einer Pflegeeinrichtung 1.262 Euro.
Den restlichen Betrag von 2.238 Euro muss der Bewohner selbst bezahlen.

Die Pflegeversicherung bezahlt zusätzliches Geld zu den Pflegekosten. Dieser Zuschuss steigt an, umso länger ein Bewohner in einer Pflegeeinrichtung ist. Das bedeutet: Je länger ein Mensch in einer Pflegeeinrichtung lebt, umso geringer ist sein Eigenanteil an den Kosten.

3.3 Wie ist die Finanzierung in der ambulanten Pflege?

Auch die **Finanzierung** der **ambulanten** Pflege ist zwischen Pflegeversicherung und dem einzelnen Patienten aufgeteilt.

- Die **Pflegekasse** zahlt die allgemeinen Pflegeleistungen. Dabei handelt es sich um: pflegerische Maßnahmen und Leistungen der medizinischen Behandlungspflege. Die Leistungen richten sich nach dem Pflegegrad eines Patienten. Dazu gehören: Pflegesachleistungen, Pflegegeld und Kombinationsleistungen.
- **Der pflegebedürftige Mensch** zahlt einen Eigenanteil, wenn die Kosten höher sind als die Pflegesachleistung der Pflegekasse.
- Wenn ein pflegebedürftiger Mensch nicht genug Geld hat, dann kann er Sozialhilfe beantragen.

Tab. 3.1 Pflegesachleistungen in den verschiedenen Pflegegraden

Pflegegrad	Pflegesachleistung im Jahr 2025
Pflegegrad 1	keine Sachleistung
Pflegegrad 2	796 Euro im Monat
Pflegegrad 3	1.497 Euro im Monat
Pflegegrad 4	1.859 Euro im Monat
Pflegegrad 5	2.299 Euro im Monat

Pflegesachleistungen dürfen nur von Pflegediensten übernommen werden, die einen Versorgungauftrag mit der Pflegekasse haben. Die Erstattung der Kosten rechnet der ambulante Pflegedienst direkt mit der Pflegekasse ab.

Begriffserklärung

Versorgungsvertrag: ein Vertrag zwischen Pflegedienst und **Pflegekasse**. Dieser Vertrag regelt die Bedingungen für die Versorgung. Zum Beispiel: Anzahl der Mitarbeiter, Anwendung von **Expertenstandards**.

Pflegevertrag: schriftlicher Vertrag zwischen Pflegedienst und dem Pflegeempfänger. Der Vertrag gibt genau an,

- welche Leistungen der Pflegeempfänger bekommt.
- wie viel Geld das kostet.

Pflegedienste berechnen folgende Leistungen:

- Maßnahmen zur Grundpflege
- Maßnahmen zur Behandlungspflege
- Maßnahmen zur Betreuung
- hauswirtschaftliche Versorgung

Die Preise für die Leistungen sind bei allen Pflegediensten ungefähr gleich. Beispiele für Leistungen der Pflegekasse im Jahr 2025:

- große Körperpflege durch eine Pflegefachperson: 41,18 Euro
- Mobilisation durch eine Pflegefachperson: 14,30 Euro
- Reinigung von Wäsche durch eine Haushaltshilfe: 14,30 Euro
- Wegpauschale bei Hausbesuch: 6,09 Euro

Die Kosten für die Behandlungspflege werden von der Krankenversicherung übernommen. Dazu zählen zum Beispiel: Messen von Blutdruck und Blutzucker, Verabreichung von Medikamenten.

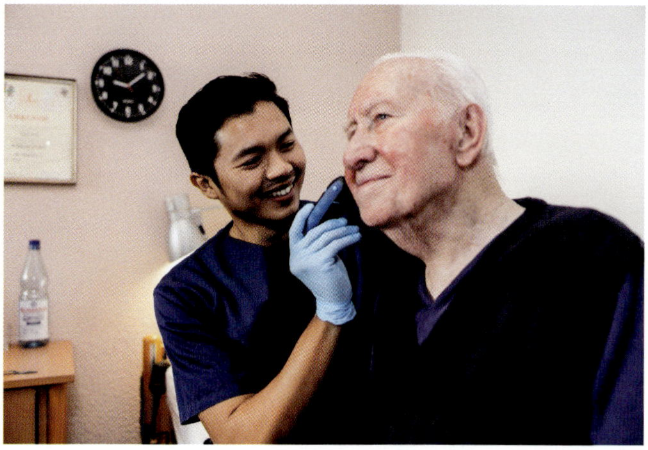

Abb. 3.2 In der ambulanten Pflege gehört das Rasieren eines Patienten zur Grundpflege. [K157]

4 Welche Versorgungsformen gibt es in der Pflege?

Im deutschen Gesundheitssystem gibt es verschiedene Versorgungsformen: **ambulante** Behandlung, **stationäre und teilstationäre** Versorgung und **Rehabilitation**.
In der Pflege gibt es weitere Arten der Behandlung und Betreuung:

- **stationäre und teilstationäre Pflege**
- **ambulante oder häusliche Pflege**
- **Betreutes Wohnen:** Versorgungsform für mobile und selbstständige Menschen mit geringem Bedarf an Unterstützung. Meist leben die Bewohner in einer eigenen kleinen Wohnung, die an eine Pflegeeinrichtung angeschlossen ist. Die Bewohner können **individuelle** Leistungen buchen und bezahlen. Zum Beispiel: Mahlzeiten, Haushaltshilfe, pflegerische Unterstützung.
- **Begleitete Wohngemeinschaften:** Mehrere Menschen mit Pflegebedarf leben zusammen und erhalten pflegerische Unterstützung. Zum Beispiel: Senioren-WGs, WG mit beatmeten Patienten. Die Abkürzung WG steht für **W**ohn**g**emeinschaft.
- **Palliativversorgung:** Die Palliativversorgung richtet sich an Patienten mit unheilbaren Krankheiten. Ziele: die Lebensqualität verbessern, Schmerzen lindern und belastende **Symptome** lindern. Patienten werden in speziellen Palliativstationen oder Hospizen betreut. Manchmal findet die Betreuung auch zu Hause durch spezialisierte Pflegedienste statt.

Die pflegerische Versorgung wird den Bedürfnissen des Patienten angepasst.

4.1 Handlungsfelder in der Pflege

In der Pflege können **4 Handlungsfelder** unterschieden werden:

- **Prävention** (Vorbeugung)
- **Kuration** (Heilung)
- **Rehabilitation** (Wiederherstellung)
- **palliative Pflege** (Linderung von Symptomen)

Begriffserklärung

Präventive Maßnahmen bedeutet: vorbeugende Maßnahmen. Prävention bezeichnet Maßnahmen zur Abwendung von unerwünschten Ereignissen.
Kurative Maßnahmen bedeutet: heilende Maßnahmen. In der Medizin wird von Kuration gesprochen, wenn eine vollständige Wiederherstellung der Gesundheit möglich ist.
Rehabilitative Maßnahmen: Maßnahmen zur Wiederherstellung. Rehabilitation besteht aus medizinischen, beruflichen und sozialen Maßnahmen zur Wiedereingliederung.
Palliative Maßnahmen bedeutet: Maßnahmen zur Linderung von Schmerzen und Symptomen. Die Beschwerden einer Krankheit werden gelindert, um die Lebensqualität zu verbessern. Eine Heilung ist nicht möglich.

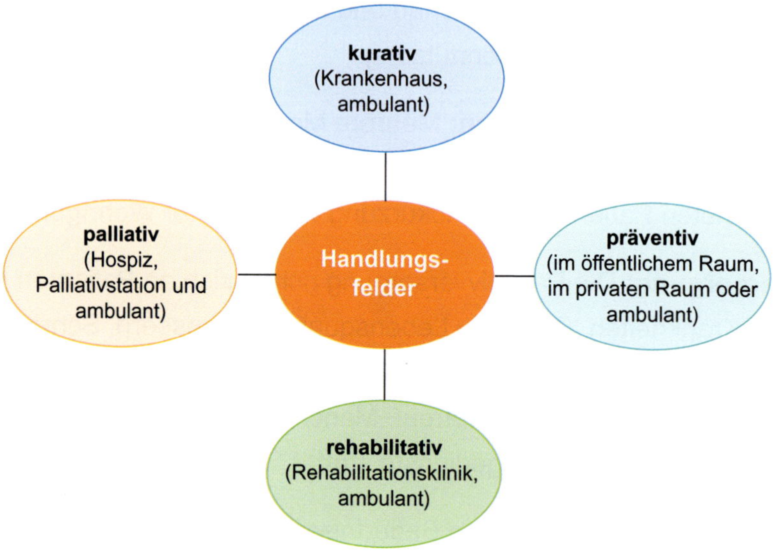

Abb. 4.1 Handlungsfelder in der Pflege
[L143]

4.2 Organisation der Pflege

Begriffserklärung

Pflegeorganisationssystem beschreibt, wie die Pflege organisiert wird in Krankenhäusern, Pflegeeinrichtungen oder ambulanten Pflegediensten.

Ein Pflegeorganisationssystem trägt zu einer **professionellen** und qualitativ hochwertigen Pflege bei.
Ein Pflegeorganisationssystem legt fest, wer für welche Aufgaben verantwortlich ist. In der professionellen Pflege gibt es unterschiedliche Ansätze.

- **Funktionspflege**
- **Bezugspflege.** Diese wird auch Zimmerpflege genannt.
- **Primary Nursing**

Manche Einrichtungen verknüpfen die Systeme, um eine bestmögliche Versorgung sicherzustellen.

Funktionspflege

Die Pflege wird nach Aufgaben organisiert. Zum Beispiel: Ein Pflegefachmann verteilt die Medikamente an alle Patienten. Ein anderer Pflegefachmann misst die Vitalzeichen bei allen Patienten.
Vorteile: Pflegefachpersonen konzentrieren sich auf bestimmte Tätigkeiten. Das führt zu Erfahrung und Gewohnheit. Die Arbeitsabläufe laufen schnell und geübt ab.
Nachteile: Patienten werden von vielen verschiedenen Pflegefachpersonen betreut. Das kann zu Informationsverlust führen. Außerdem ist die Beziehung zwischen Pflegefachperson und Patient nicht so stark.

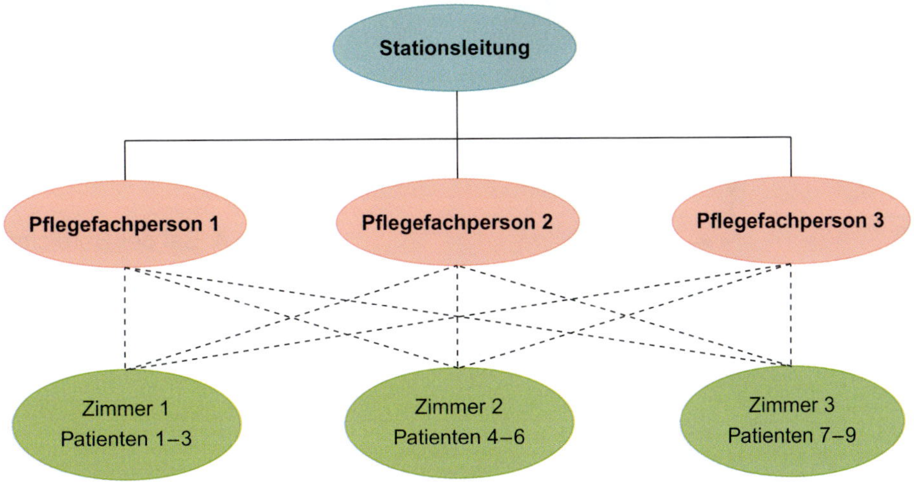

Abb. 4.2 Bei der Funktionspflege geht eine Pflegefachperson von Zimmer zu Zimmer. Die Pflegefachperson verrichtet überall die gleiche Tätigkeit.
[L143]

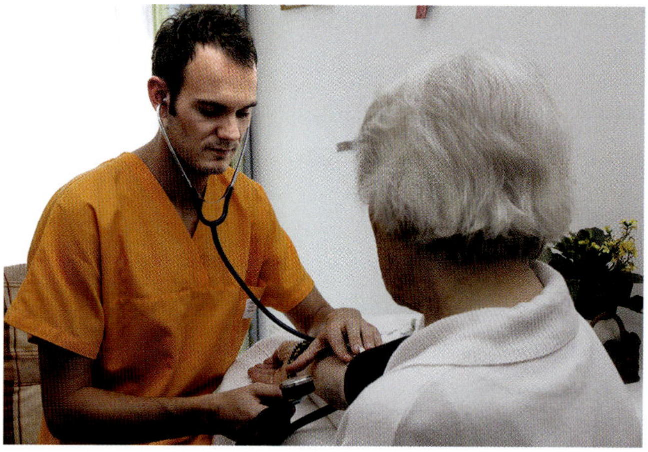

Abb. 4.3 Blutdruckmessen ist eine typische Aufgabe in der Funktionspflege. [K333]

Bereichspflege (Zimmerpflege)

Die Aufteilung orientiert sich an den Patienten. Eine Pflegefachperson übernimmt alle Aufgaben bei einem Patienten während ihrer Arbeitszeit. Oder bei allen Patienten in einem Patientenzimmer.
Vorteile: Eine Pflegefachperson ist für alle Bedürfnisse des Patienten zuständig. Das führt zu einer Regelmäßigkeit in der Pflege. Eine bessere Beziehung zwischen Pflegefachperson und Patient wird aufgebaut.
Nachteile: Höherer Zeitaufwand für die Pflegefachperson, da sie alle Tätigkeiten selbst durchführen muss. Mögliche Überlastung bei einem hohen Arbeitsaufkommen in bestimmten Bereichen.

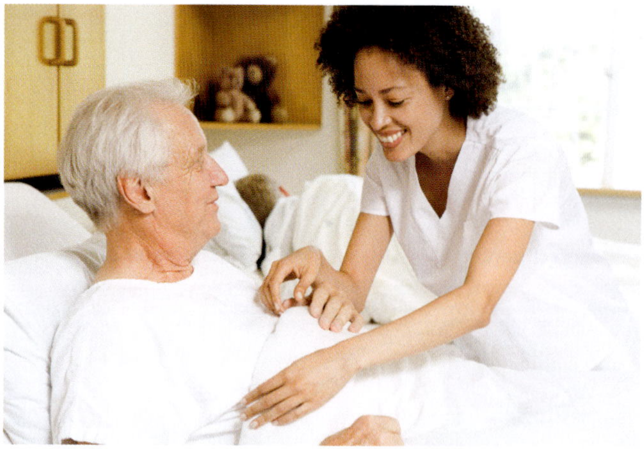

Abb. 4.4 Bei der Bereichspflege kann die Pflegefachfrau auf die Bedürfnisse des Patienten individuell eingehen. [J787]

Primary Nursing

Eine Bezugspflegeperson übernimmt die vollständige Verantwortung für den gesamten Pflegeprozess bei einem Patienten. Das betrifft die gesamte Verweildauer des Patienten. Es wird eine andauernde Beziehung zwischen Bezugspflegeperson und dem Patienten aufgebaut.

Die Primary Nurse

- plant die Pflege.
- stimmt die Abläufe mit anderen Berufsgruppen ab.
- bleibt die erste Ansprechpartnerin für den Patienten.

Während der Abwesenheit der Primary Nurse übernehmen andere Pflegefachpersonen ihre Aufgaben. Die Primary Nurse bleibt jedoch für die Gesamtpflege verantwortlich.
Vorteile: Sehr hohe Regelmäßigkeit und **Qualität** der Pflege. Eine festgelegte Bezugsperson begleitet durch den gesamten Pflegeprozess. Die Beziehung zwischen Pflegefachperson und Patient wird gestärkt. Die Patientenzufriedenheit wird erhöht.
Nachteile: Hohe Anforderungen an die Pflegefachperson. Primary Nursing erfordert viel Verantwortung und Koordination. Primary Nursing benötigt mehr Personal und Organisation.

Case Management

Begriffserklärung

Case Management ist Englisch und bedeutet: Fallmanagement.
Ein Case Manager koordiniert alle Leistungen, die der Patient benötigt: medizinische Versorgung, therapeutische Versorgung und soziale Unterstützung.
Ein Case Manger bezieht alle Berufsgruppen in die Versorgung eines Patienten ein.

Case Management wird in umfassenden Pflegesituationen angewendet. Zum Beispiel bei einem Patienten mit einer chronischen Erkrankung. Oder nach einem langen Krankenhausaufenthalt.
Vorteile: Ganzheitliche Betreuung des Patienten durch eine einzige Ansprechperson. Bessere Koordination von Pflegeleistungen und anderen Versorgungsangeboten. Zum Beispiel: Rehabilitationsmaßnahmen.
Nachteile: Hohe Anforderungen an die organisatorischen Fähigkeiten des Case Managers. Erfordert eine enge Zusammenarbeit zwischen verschiedenen Gesundheitsdienstleistern.

5 Welche Berufe gibt es im Gesundheitssystem?

5.1 Berufsgruppen im deutschen Gesundheitssystem

Im deutschen Gesundheitssystem gibt es **unterschiedliche Berufsgruppen**:

- **Arzt**. Zum Beispiel: Hausarzt, Orthopäde, Chirurg oder Radiologe.
- **Pflegefachperson:** Pflegefachfrau, Pflegefachmann, Gesundheits- und Krankenpfleger, Gesundheits- und Kinderkrankenpfleger, Altenpfleger, Bachelor of Nursing.
- **Pflegehelfer**, **Pflegeassistent**
- **Hebamme:** betreut schwangere Frauen, Entbindungen sowie Patientinnen und Neugeborene nach der Geburt.
- **Operationstechnischer Assistent (OTA):** speziell für die Arbeit im OP ausgebildetes Personal. Die Ausbildung dauert 3 Jahre und ist keine Pflegeausbildung.
- **Anästhesietechnischer Assistent (ATA):** speziell für die Arbeit in der Anästhesie ausgebildetes Personal. Die Ausbildung dauert 3 Jahre und ist keine Pflegeausbildung.
- **Physiotherapeut:** unterstützt Patienten dabei, ihre körperlichen Fähigkeiten nach Unfällen oder Krankheiten zurückzubekommen. Physiotherapie wird häufig auch als Krankengymnastik bezeichnet.
- **Ergotherapeut:** unterstützt Patienten dabei, nach Unfällen oder Krankheiten wieder ihren Alltag zu bewältigen.
- **Logopäde:** unterstützt Patienten mit Schluckstörungen, Sprechproblemen, Sprachstörungen.
- **Pharmazeut und pharmazeutisch-technischer Assistent:** stellt Medikamente her. Berät Patienten bei der Arzneimitteleinnahme. Ein Pharmazeut wird häufig auch als Apotheker bezeichnet.

- **Medizinisch-technischer Assistent:** arbeitet in einem Labor oder in einer Röntgenabteilung.
- **Psychologe:** behandelt Patienten mit psychischen Problemen oder Störungen.
- **Notfallsanitäter und Rettungssanitäter:** sind Erstbehandelnde in der Notfallversorgung und transportieren Patienten.
- **Medizinischer Fachangestellter:** unterstützt Ärzte und Pflegefachpersonen bei der Verwaltung. Führt einfache Aufgaben am Patienten durch.
- **Verwaltungskraft:** Pflegemanager, Qualitätsmanager, Personalwesen, Klinikdirektor.
- **Alltagsbetreuer:** Personen, die pflegebedürftige Menschen im Alltag betreuen. Alltagsbetreuer übernehmen keine medizinischen oder pflegerischen Aufgaben. Alltagsbetreuer haben folgende Aufgaben: sie führen Gespräche, helfen im Haushalt oder bei Einkäufen und sie begleiten Menschen zu Arztterminen.

Begriffserklärung

Interdisziplinäre Zusammenarbeit bedeutet: mehrere Fachbereiche oder Berufe arbeiten zusammen, um ein gemeinsames Ziel zu erreichen. Jeder bringt spezielles Wissen ein, um die beste Lösung zu finden. Bei der Behandlung eines Patienten arbeiten zum Beispiel folgende Fachbereiche zusammen:

- Ärzte, um die medizinische Diagnose und Behandlung zu planen.
- Pflegefachpersonen, um den Pflegeprozess zu steuern und die tägliche Versorgung sicherzustellen.
- Physiotherapeuten, um bei der Wiedereingliederung zu helfen.

Jeder Fachbereich trägt zur bestmöglichen Patientenversorgung bei.

5.2 Pflegeberufe im deutschen Gesundheitssystem

Die Pflegeberufe im deutschen Gesundheitssystem übernehmen viele unterschiedliche Aufgaben. Daher gibt es verschiedene Ausbildungen sowie Möglichkeiten zur **Weiterbildung** und zur **Fortbildung**.
Man unterscheidet:

- Pflegehelferin, Pflegehelfer, Pflegeassistentin, Pflegeassistent
- Staatlich geprüfte Pflegefachkräfte:
  - Pflegefachfrau und Pflegefachmann
  - Gesundheits- und Krankenpflegerin, Gesundheits- und Krankenpfleger
  - Gesundheits- und Kinderkrankenpflegerin, Gesundheits- und Kinderkrankenpfleger
  - Altenpflegerin und Altenpfleger
- Pflegefachpersonen mit Weiterbildungen
- Pflegefachpersonen mit akademischem Abschluss

Begriffserklärung

Akademisch: erlerntes Wissen von einer Hochschule oder Universität.
Bachelor of Science: Abschluss nach einem Studium.

Pflegehilfskraft

In Deutschland gibt es viele verschiedene Bezeichnungen für die Tätigkeit in der Pflegehilfe. Es gibt viele unterschiedliche Ausbildungen dafür:

- Pflegehelferin, Pflegehelfer oder Pflegefachhelferin, Pflegefachhelfer
- Altenpflegehelferin, Altenpflegehelfer
- Pflegeassistentin, Pflegeassistent
- Pflegefachassistentin, Pflegefachassistent

Ausbildung
Die Ausbildung in der Pflegehilfe ist in jedem Bundesland anders. Die Dauer ist in der Regel 1 bis 2 Jahre. Die Ausbildung endet mit einer staatlichen Prüfung.

Aufgaben im beruflichen Alltag

Pflegehilfskräfte arbeiten zur Unterstützung von Patienten und Bewohnern. Dazu gehören zum Beispiel folgende Tätigkeiten:

- Pflege im häuslichen Umfeld
- Unterstützung bei der Körperpflege und Ernährung
- Unterstützung bei Bewegung und Mobilisation
- Begleitung zur Toilette
- hauswirtschaftliche Tätigkeiten
- Begleitung zu Arztbesuchen
- Betreuung von Menschen mit einer demenziellen Erkrankung
- Messen der Vitalzeichen

Bestimmte Tätigkeiten dürfen Pflegehilfskräfte **nicht** durchführen. Zum Beispiel:

- Pflegeprozessplanung

Merkhilfe

Neues Gesetz: Pflegefachassistenzeinführungsgesetz

Ein neues Gesetz ist in Arbeit. Das Gesetz heißt: **Pflegefachassistenzeinführungsgesetz.** Mit diesem Gesetz soll die Ausbildung zur Pflegefachassistenz ab 2027 in ganz Deutschland vereinheitlicht werden. Die Ausbildung dauert dann 18 Monate. Zum jetzigen Zeitpunkt ist unklar, wann das Gesetz verabschiedet wird.

Praxistipp

Pflegende in Anerkennung

Pflegefachpersonen aus dem Ausland müssen ein Anerkennungsverfahren in Deutschland durchlaufen. Dieses Verfahren dauert einige Zeit. In dieser Zeit arbeiten sie oft als „Pflegende in Anerkennung“. Das bedeutet: Die Pflegefachpersonen aus dem Ausland übernehmen erst einmal Tätigkeiten der Pflegehilfe.

Pflegefachfrau oder Pflegefachmann

Die Ausbildung zur Pflegefachperson gibt es in Deutschland seit 2020. Man bezeichnet diese Ausbildung auch als generalistische Ausbildung.

Begriffserklärung

Generalistische Pflegeausbildung: 3 Pflegeberufe wurden in ein neues Berufsbild zusammengeführt. Die herkömmlichen Berufe orientieren sich am Lebensalter der Patienten:

- Altenpflege
- Gesundheits- und Krankenpflege
- Gesundheits- und Kinderkrankenpflege

Praxistipp

Am Einsatzort arbeiten Pflegefachpersonen mit unterschiedlichen Ausbildungen zusammen.

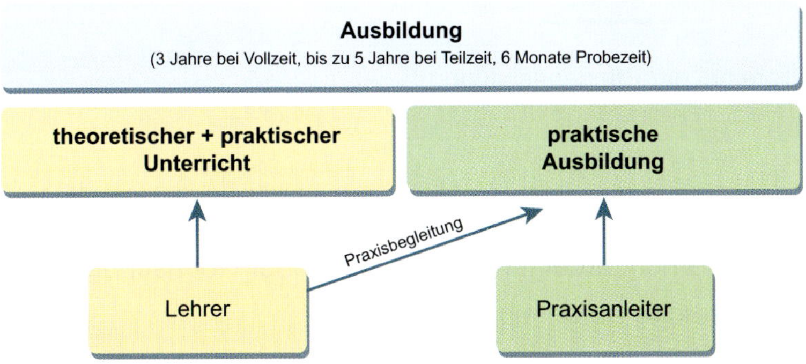

Abb. 5.1 Berufliche Pflegeausbildung im Überblick [L138]

Ausbildung

Die Pflegeausbildung wird seit 2020 im **Pfl**ege**be**rufe**g**esetz (PflBG, 2020) geregelt.

Begriffserklärung

Pflegeberufegesetz (PflBG): Dieses Gesetz regelt die Ausbildung zur Pflegefachfrau und zum Pflegefachmann. Das Gesetz regelt auch die Ausübung des Berufes in der Pflege.

Die Ausbildung umfasst eine **theoretische** und eine **praktische** Ausbildung. Der Träger der Ausbildung ist zum Beispiel: ein Krankenhaus, ein ambulanter Pflegedienst oder eine Pflegeeinrichtung. Der Auszubildende schließt einen Ausbildungsvertrag mit dem Ausbildungsträger.
Die Pflegeschule trägt die Verantwortung für die Ausbildung.

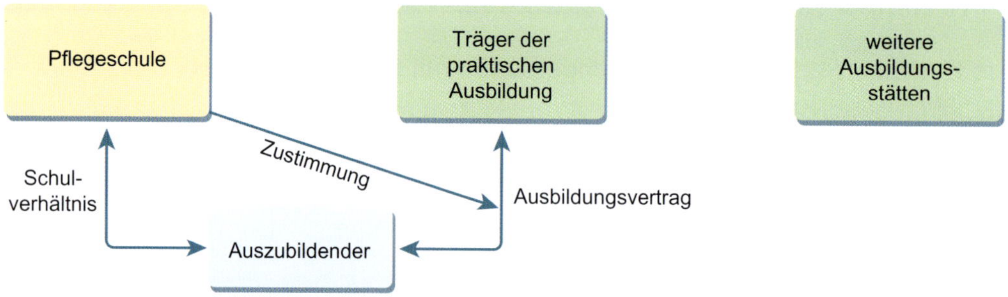

Abb. 5.2 Beteiligte bei der Pflegeausbildung
[L138]

Die theoretische Ausbildung umfasst mindestens 2.100 Stunden theoretischen und praktischen Unterricht an einer Pflegeschule oder Hochschule. Die Inhalte sind in **5 Kompetenzbereiche** aufgeteilt:

- Kompetenzbereich I: Pflegeprozesse und Pflegediagnostik
- Kompetenzbereich II: Kommunikation und Beratung
- Kompetenzbereich III: **Intradisziplinäres** Handeln und **interdisziplinäres** Handeln
- Kompetenzbereich IV: Recht und Ethik
- Kompetenzbereich V: Pflegewissenschaft und Berufsethik

Praxistipp

Praxisbegleitung: Jeder Auszubildende bekommt mindestens einmal Praxisbegleitung an jedem Einsatzort. Das bedeutet: Ein Lehrer der Pflegeschule kommt zum Einsatzort. Dort begleitet der Lehrer den Auszubildenden bei der Versorgung eines Patienten oder Bewohners. Der Lehrer bespricht mit den Praxisanleitern, wie die Ausbildung in der Praxis unterstützt werden kann.

Die praktische Ausbildung umfasst mindestens 2.500 Stunden. Grundlage der praktischen Ausbildung ist der Ausbildungsplan. Dieser Ausbildungsplan wird vom Träger der praktischen Ausbildung erstellt. Auszubildende müssen verschiedene Einsatzorte kennenlernen.
Die Pflegeausbildung dauert laut **Pflegeberufegesetz** (§ 6 PflBG) in Vollzeitform drei Jahre. In Teilzeitform darf die Ausbildung höchstens fünf Jahre dauern.

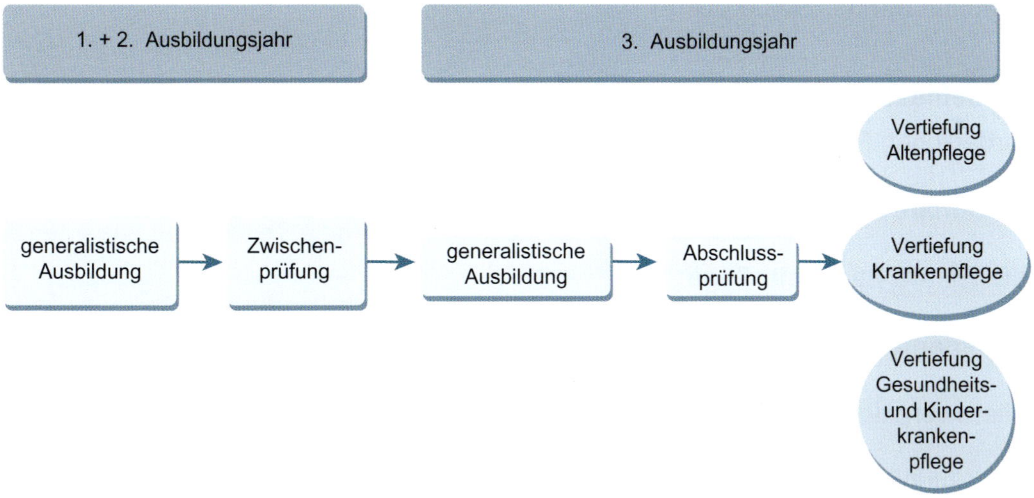

Abb. 5.3 Aufbau der Pflegeausbildung
[L138]

Vertiefung in der Pflegeausbildung:
Im letzten Teil der Ausbildung können die Auszubildenden einen Schwerpunkt zur Vertiefung setzen: in der Altenpflege, in der Kinderkrankenpflege oder Krankenpflege.

Einsätze in der praktischen Ausbildung

Die praktische Ausbildung setzt sich zusammen aus:

- einem Orientierungseinsatz
- fünf Pflichteinsätzen
- einem Vertiefungseinsatz

Orientierungseinsatz: Der erste Einsatz ist der Orientierungseinsatz. Der Orientierungseinsatz wird beim Ausbildungsträger gemacht. Das bedeutet: in der Klinik, in der Pflegeeinrichtung oder in der **ambulanten** Pflege. Der Auszubildende bekommt erste Eindrücke von der praktischen Pflegetätigkeit.

- Grundlagen der Pflege. Zum Beispiel: Messen der Vitalzeichen.
- Aufgaben von Pflegefachpersonen im Rahmen des Pflegeprozesses.
- Handlungen bei einem Menschen mit Unterstützungsbedarf. Zum Beispiel: Durchführen der Körperpflege.

Pflichteinsatz: Nach dem Orientierungseinsatz machen Auszubildende die erforderlichen Pflichteinsätze in den drei allgemeinen Versorgungsbereichen:

- **stationäre** Akutpflege
- **stationäre Langzeitpflege**
- **ambulante** Akutpflege und Langzeitpflege

Weitere verpflichtende Einsätze sind:

- Einrichtung zur Versorgung von Kindern und Jugendlichen
- Einrichtung zur psychiatrischen Versorgung

Der **Vertiefungseinsatz** erfolgt im dritten Ausbildungsdrittel. Der Einsatz findet im Versorgungsbereich statt, der im Ausbildungsvertrag festgelegt wurde. Die praktische Prüfung wird im Vertiefungseinsatz abgelegt.

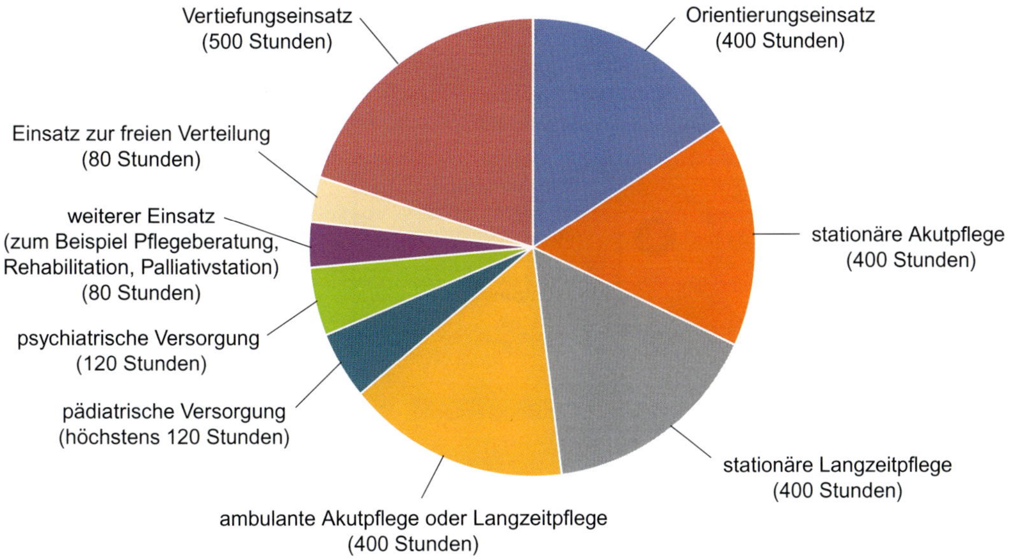

Abb. 5.4 Einsatzfelder der praktischen Pflegeausbildung [P554, L143]

Praxistipp

Praxisanleitung: Pflegefachpersonen mit der **Weiterbildung** Praxisanleitung leiten Auszubildende am Einsatzort an.
Jeder Auszubildende hat das Recht auf 10 Prozent Praxisanleitung.
Das bedeutet: 10 Prozent der Arbeitszeit am Einsatzort müssen für Praxisanleitung genutzt werden. Zum Beispiel: Der Einsatz dauert 400 Stunden. Dann muss der Auszubildende mindestens 40 Stunden Anleitung erhalten.

Praxistipp

Nachtdienst
Ab der zweiten Hälfte der Ausbildungszeit sollen Auszubildende auch Nachtdienste machen. Diese Nachtdienste finden unter Aufsicht eines Praxisanleiters statt. Mindestens 80 Stunden und höchstens 120 Stunden der praktischen Ausbildung sind im Nachtdienst zu absolvieren. Die Nachtdienste dürfen nicht am Stück gemacht werden.

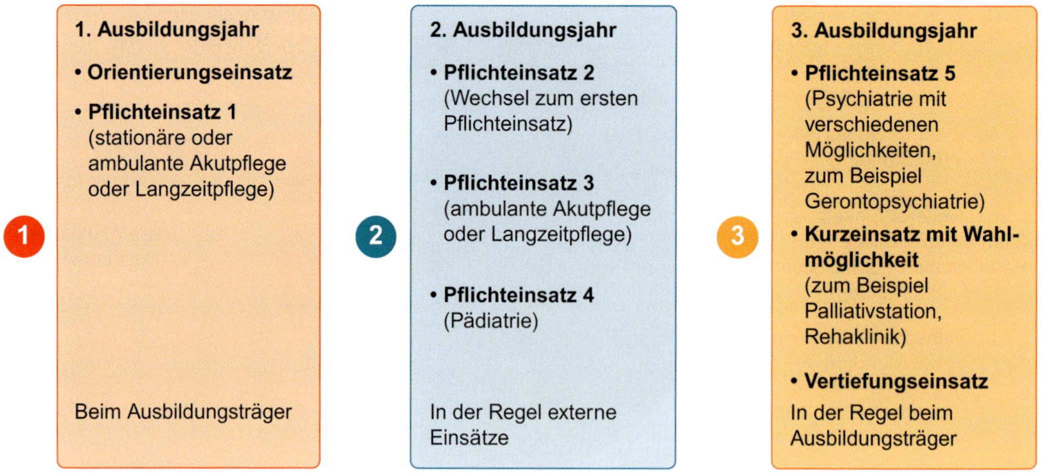

Abb. 5.5 Ausbildungsverlauf
[L143]

Prüfungen

Begriffserklärung

Die **Pflegeberufe-Ausbildungs- und Prüfungsverordnung (PflAPrV)** ist eine Ergänzung zum **Pflegeberufegesetz**. Diese Verordnung regelt die Einzelheiten der Ausbildung:

- Struktur der Ausbildung
- Inhalte der Ausbildung
- Prüfungen
- Anerkennung ausländischer Berufsabschlüsse

Die **Zwischenprüfungen**

- finden am Ende des 2. Lehrjahrs statt.
- finden schriftlich, mündlich und praktisch statt.

Wenn ein Auszubildender die Zwischenprüfung nicht besteht, dann kann er trotzdem die Ausbildung fortsetzen. Meistens bekommt der Auszubildende dann zusätzliche Förderung.

Tab. 5.1 Aufteilung der unterschiedlichen Prüfungen.

	Schriftliche Prüfung	Mündliche Prüfung	Praktische Prüfung
Dauer	• an 3 Tagen • jede Prüfung dauert 2 Stunden	• 30–45 Minuten	• höchstens 4 Stunden
Inhalt	• Fallarbeit mit unterschiedlichen Pflegesituationen	• Fallsituation mit Aufgaben • Alter und Einsatzort anders als in der praktischen Prüfung	• im Vertiefungseinsatz • mindestens 2 Patienten • Pflegeplanung • Übergabe und Durchführung • Gespräch zur eigenen Reflektion

Die **Abschlussprüfungen**

- finden am Ende der Ausbildung statt.
- finden schriftlich, mündlich und praktisch statt.

Weiterbildung

Begriffserklärung

Weiterbildung: Eine Pflegefachperson lernt in einem Kurs neue Fähigkeiten und neues Wissen. Die Pflegefachperson qualifiziert sich für einen bestimmten Bereich. Sie wird zur Fachkraft für diesen Bereich. Zum Beispiel: Fachkraft für Intensivpflege. Man spricht auch von einer Fachweiterbildung. Die **D**eutsche **K**rankenhaus**g**esellschaft (DKG) oder die zuständigen Stellen in den Bundesländern regeln die Weiterbildungen in der Pflege.

Eine **Weiterbildung** kann in verschiedenen Bereichen in der Pflege durchgeführt werden. Zum Beispiel:

- Intensiv- und Anästhesiepflege
- Pädiatrische Intensiv- und Anästhesiepflege
- Notfallpflege

- Pflege in der Psychiatrie
- Palliativpflege
- Pflege in der Onkologie
- Pflege in der Nephrologie
- Pflege in der Endoskopie
- Pflege im Operationsdienst
- Intermediate Care Pflege
  – Gerontopsychiatrische Pflege
- Praxisanleitung
- Stationsleitung

Ziel einer Weiterbildung: Die Pflegefachperson erlangt eine neue Qualifikation. Eine Weiterbildung macht einen beruflichen Aufstieg möglich. Oder einen Wechsel in eine andere Fachrichtung.
Eine Weiterbildung findet meistens berufsbegleitend statt. Dauer: 1 bis 4 Jahre.

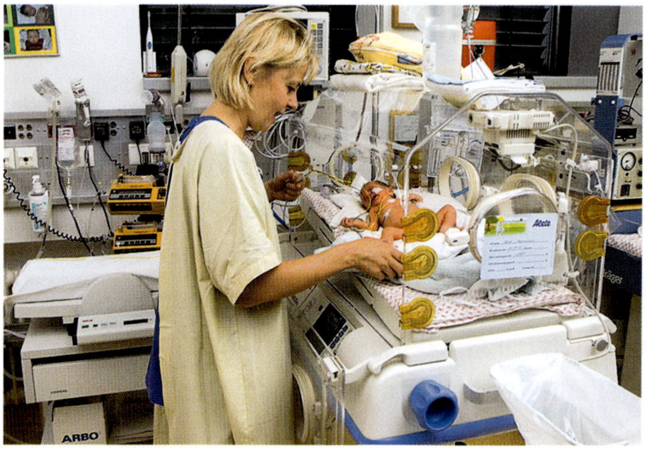

Abb. 5.6 Im Bereich der Intensivpflege ist eine Weiterbildung notwendig. In der Grundpflegeausbildung werden diese Inhalte nicht vermittelt. [K115]

Fortbildung

Begriffserklärung

Fortbildung: Eine Pflegefachperson aktualisiert und verbessert in einem Kurs vorhandenes Wissen. Die Pflegefachperson erwirbt keine neue Qualifikation.
Inner**b**etriebliche **F**ortbildung (IBF): Fortbildung in der eigenen Pflegeeinrichtung oder Station.

Eine **Fortbildung** kann in vielen verschiedenen Bereichen in der Pflege durchgeführt werden. Zum Beispiel:

- Wundmanagement
- Schmerztherapie
- **Breast Care Nurse**
- Basale Stimulation
- **Expertenstandards**

Ziel einer Fortbildung: Eine Pflegefachperson erweitert und vertieft das Wissen.
Die bestehende berufliche Qualifikation wird erhalten.
Eine Fortbildung baut auf bestehenden beruflichen Kenntnissen auf.
Eine Fortbildung dauert nur einige Tage oder Wochen.

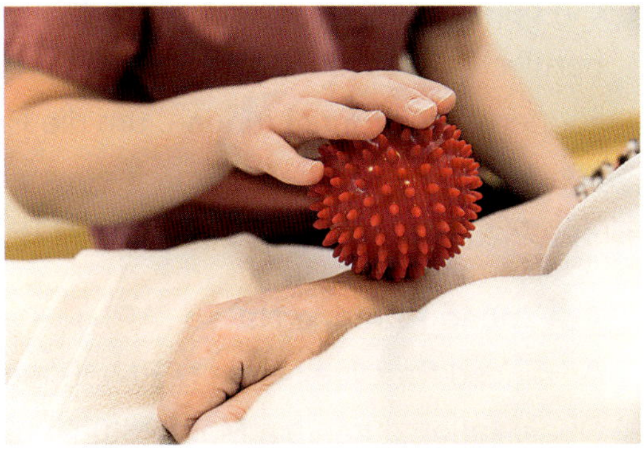

Abb. 5.7 Eine **Pain Nurse** ist speziell ausgebildet für die Schmerzbehandlung. [K157]

Begriffserklärung

Pflichtfortbildungen
Praxisanleiter müssen jedes Jahr mindestens 24 Stunden Fortbildungen nachweisen. Das regelt die Pflege Ausbildungs- und Prüfungsverordnung (§ 4 PflAPrV) von 2020.
Außerdem gibt es in den Einrichtungen verpflichtende Fortbildungen. Zum Beispiel: Brandschutz, Hygiene.

Pflegestudium

Ein **Studium** im Bereich Pflege bietet die Möglichkeit, pflegerische Tätigkeiten auf **akademischem** Bildungsstand zu erlernen. Das Studium endet mit dem Abschluss: **Bachelor of Science**. Pflegefachpersonen mit Bachelorstudium können sich in einem Masterstudium weiter qualifizieren.

In Deutschland gibt es sehr viele verschiedene Studiengänge. Zum Beispiel:

- Primärqualifizierende Pflege
- Pflegemanagement: für Leitungsfunktionen in Pflegeeinrichtungen oder im Krankenhausmanagement.
- Pflegepädagogik: für Lehrende in einer Pflegeausbildung.
- Pflegewissenschaften: zur Weiterentwicklung pflegerischer Konzepte und wissenschaftlicher Forschung.
- Advanced Nursing Practice

Begriffserklärung

Primärqualifizierendes Studium Pflege
Primär: zuerst, an erster Stelle
Qualifizierend: besondere Kompetenzen werden erworben
Ein primärqualifizierendes Studium in der Pflege bedeutet: Die gesamte berufliche Ausbildung findet an einer Hochschule statt. Die Hochschule kooperiert mit Einrichtungen, um die Praxiseinsätze sicherstellen zu können. Es handelt sich um eine hochschulische Erstqualifizierung mit Berufszulassung. Der Abschluss ist Bachelor of Science.

Advanced Practice Nurse (APN)
Advanced **P**ractice **N**urse (APN): Pflegefachpersonen mit zusätzlicher Qualifikation durch ein Masterstudium. APNs übernehmen in der Pflegepraxis eine Vielzahl von erweiterten Aufgaben. Zum Beispiel:

- Diagnose und Behandlungsplanung: APNs können eigenständig Diagnosen stellen und Behandlungspläne entwickeln.
- Medikamentenverschreibung: Verschreibung von bestimmten Medikamenten. Zum Beispiel: Schmerzmittel oder andere Arzneimittel zur Unterstützung der Behandlung.
- Patientenberatung: APNs bieten Beratung und Unterstützung für Patienten und deren Angehörige bei schwierigen oder chronischen Krankheitsbildern.
- Führung und Anleitung: APNs sind in der Führung und Organisation von Pflegeeinrichtungen tätig. APNs spielen eine wichtige Rolle in der Schulung und Anleitung von anderen Pflegefachpersonen.
- Forschung: APNs tragen zur Weiterentwicklung der Pflegewissenschaften bei. APNs tragen zu neuen, wissenschaftsbasierten Praktiken in der Pflege bei.

5.3 Wie erlangen Pflegefachpersonen eine Anerkennung in Deutschland?

Eine Pflegefachperson aus dem Ausland kann auch in Deutschland arbeiten. Dafür ist eine Anerkennung der ausländischen Berufsausbildung notwendig. Dieses Verfahren heißt: Anerkennungsverfahren.

Anerkennungsverfahren

Schritte im Anerkennungsverfahren:

1. Antragstellung auf Anerkennung des Berufsabschlusses bei der zuständigen Behörde.
2. Die Behörde führt eine Gleichwertigkeitsprüfung durch.
3. Die Behörde prüft: Deutschkenntnisse, persönliche Eignung und gesundheitliche Eignung.

Die zuständige Behörde kann je nach Bundesland unterschiedlich sein:

Begriffserklärung

Gleichwertigkeitsprüfung
Die Behörde prüft: Hat die Berufsqualifikation aus dem Ausland den gleichen Wert wie die Berufsqualifikation zur Pflegefachperson in Deutschland? Die Behörde vergleicht:

- Dauer der Ausbildung
- Inhalt der Ausbildung
- Anteil der praktischen Ausbildung und Anteil der theoretischen Ausbildung
- Berufserfahrung

Wenn die Behörde die Ausbildung im Ausland als gleichwertig bewertet, dann wird die Berufsqualifikation anerkannt. Die Erlaubnis wird erteilt, in Deutschland als Pflegefachperson zu arbeiten.
Wenn es wesentliche Unterschiede gibt, dann erstellt die Behörde einen **Defizitbescheid**.

Begriffserklärung

Defizit: Mangel, Fehlen von etwas
Der **Defizitbescheid** listet auf, welche Inhalte für die Anerkennung der Berufsqualifikation fehlen. Damit wird eine Ausgleichsmaßnahme erforderlich.

Das Anerkennungsverfahren kann einfacher oder umfangreicher sein. Das hängt vom Herkunftsland ab. Für Pflegefachpersonen aus einem EU-Land ist es in der Regel einfach. Menschen aus Drittstaaten müssen meist eine Ausgleichsmaßnahme machen.

Begriffserklärung

EU-Land: Land, das zur **E**uropäischen **U**nion gehört.
Drittstaaten: Staaten, die nicht Mitglied der Europäischen Union sind.

Ausgleichsmaßnahmen nach einem Defizitbescheid

Wenn die Pflegefachperson einen Defizitbescheid erhält, dann kann sie die Ausgleichsmaßnahme frei wählen:

- Kenntnisprüfung oder
- Anpassungslehrgang

Kenntnisprüfung

- Die Kenntnisprüfung ist eine Art **Abschlussprüfung**. Sie orientiert sich an dem Pflegeexamen, wie es vorgeschrieben ist für alle deutschen Pflegefachpersonen nach der 3-jährigen Pflegeausbildung in Deutschland.
- Die Kenntnisprüfung ist eine staatliche Prüfung. Jeder Prüfungsteil darf einmal wiederholt werden.

- Die genauen Anforderungen sind in jedem Bundesland unterschiedlich.
- Nach dem Bestehen der Prüfung erhalten Pflegefachpersonen aus dem Ausland eine deutsche **Berufsurkunde.** Diese Berufsurkunde verleiht den Pflegefachpersonen das Recht zur Berufsausübung in ganz Deutschland.

Mündlicher Teil

- komplexe Aufgabenstellung
- Anforderungen aus mindestens 3 verschiedenen Kompetenzbereichen
- Zeit: 45 bis 60 Minuten

Praktischer Teil

- 2 bis 4 Pflegesituationen
- echter Patient, Schauspieler oder Puppe
- Ausrichtung nach dem Defizitbescheid: In welcher Einrichtung und in wie vielen Pflegesituationen muss die Fachkraft ihre Kenntnisse anwenden?
- eigene Reflektion der erbrachten Leistung
- Zeit: je nach Ausgleichsbedarf 120 bis 240 Minuten

Anpassungslehrgang

- Der Anpassungslehrgang ist eine **Nachholqualifizierung**.
- Die Behörde legt Dauer und Inhalte des Anpassungslehrgangs fest.
- Der Anpassungslehrgang besteht aus den folgenden Teilen: einem Praktikum in einer Einrichtung über mehrere Monate mit Praxisanleitung und theoretischen Vorbereitungskursen.
- Der Anpassungslehrgang endet mit einem **Abschlussgespräch**.

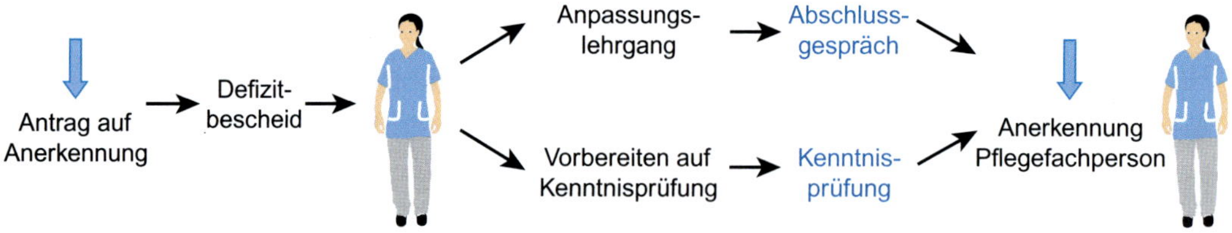

Abb. 5.8 Schritte im Anerkennungsverfahren. Häufig arbeiten die betroffenen Pflegfachpersonen bis zur Anerkennung als „Pflegende in Anerkennung" oder Pflegehelfer. [L143]

Praxistipp

Deutschkenntnisse

Neben der fachlichen Qualifikation müssen Pflegefachpersonen auch ausreichende Deutschkenntnisse nachweisen. Meistens wird ein Sprachnachweis auf **B2-Niveau** verlangt.

5

Praxistipp

Es gibt viele Unterstützungsangebote und Beratungsstellen. Zum Beispiel:

- **Z**entrale **S**ervicestelle **B**erufs**a**nerkennung (ZSBA): www.anerkennung-in-Deutschland.de
- IQ-Netzwerk (**I**ntegration durch **Q**ualifizierung): www.netzwerk-iq.de
- Goethe-Institut: www.goethe.de

5.4 Wie ist die Pflege in einer Institution aufgebaut?

Organigramm

Der Aufbau des Pflegepersonals in einer Institution ist in der Regel klar geordnet. Damit ist einfach zu verstehen, wer für was verantwortlich ist. Zur Übersicht wird diese Hierarchie in einem Organigramm festgehalten.

Begriffserklärung

Hierarchie: Rangordnung. Menschen werden in verschiedene Stufen eingeordnet. Eine höhere Stufe bedeutet mehr Macht und mehr Verantwortung. Zum Bespiel: Der Chef einer Abteilung hat die höchste Stufe und trifft die Entscheidungen. Ein Mitarbeiter ist in einer unteren Stufe und führt die Anweisungen aus.
Organigramm: Ein Organigramm ist eine Grafik. Die Grafik zeigt, wie eine Organisation aufgebaut ist. Das Organigramm gibt Antworten auf folgende Fragen: Welche verschiedenen Abteilungen gibt es?, Wer ist wem unterstellt?, Wer hat welche Aufgaben?

In der Regel enthält das Organigramm in der Pflege folgende Stufen:

- Pflegedirektion: oberste Leitung der Pflege in einer Institution. Die Pflegedirektorin ist verantwortlich für: strategische Planung, Personalführung und **Qualitätssicherung** im gesamten Pflegebereich.
- **P**flege**d**ienst**l**eitung (PDL): ist verantwortlich für einen Bereich der Pflege. Zum Beispiel: für alle chirurgischen Abteilungen.
- Stationsleitung, Wohnbereichsleitung oder Teamleitung: ist verantwortlich für die Organisation einer Station oder eines Wohnbereichs.
- Pflegefachpersonen
- Pflegehilfspersonal
- Auszubildende
- Praktikanten oder Tätige in einem Bundesfreiwilligendienst

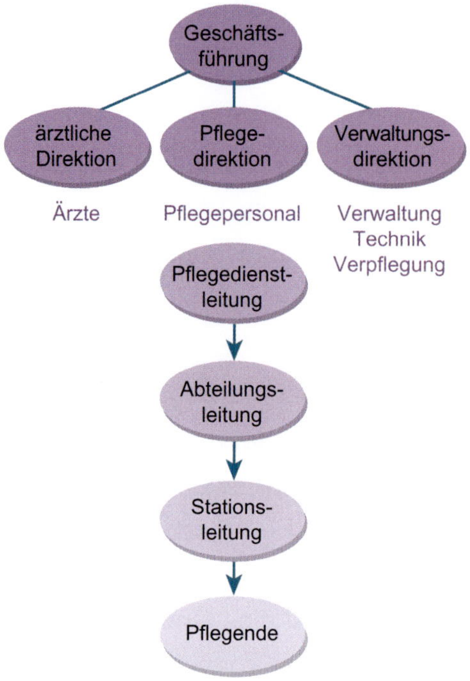

Abb. 5.9 Vereinfachtes Organigramm einer Klinik [L138]

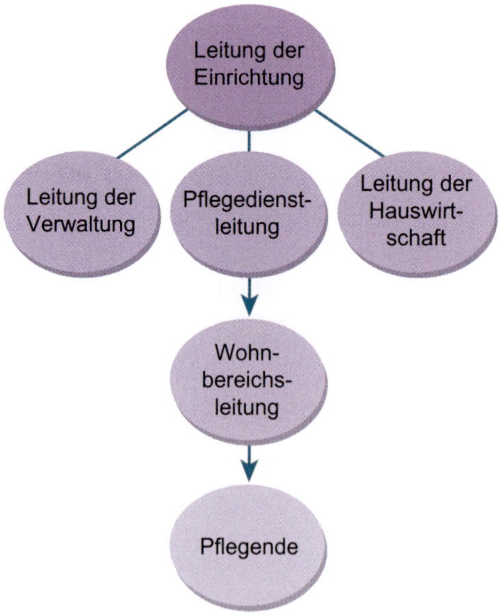

Abb. 5.10 Vereinfachtes Organigramm einer stationären Pflegeeinrichtung [L138]

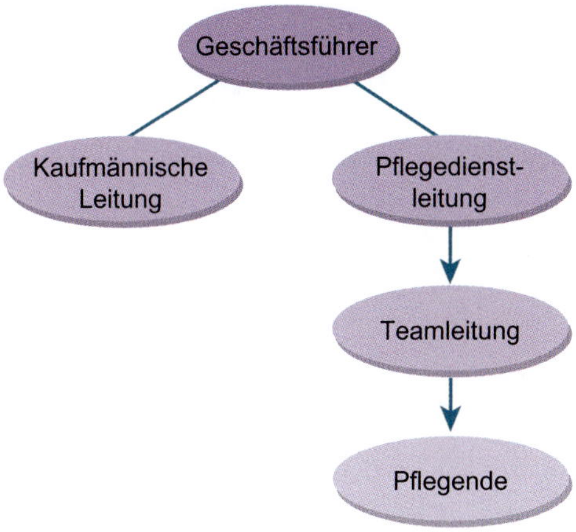

Abb. 5.11 Vereinfachtes Organigramm eines **ambulanten** Pflegedienstes [L138]

Arbeitszeiten

Die Arbeitszeiten in der Pflege sind meist im **Schichtdienst**.

- Frühdienst
- Spätdienst
- Nachtdienst

Meistens müssen Pflegefachpersonen auch an Wochenenden und Feiertagen arbeiten. Die Verteilung wird im **Dienstplan** monatlich festgelegt.

Bereitschaftsdienst: Pflegefachpersonen müssen bei Bedarf einsatzbereit sein. Zum Beispiel: Eine OP-Pflegefachperson hat Nachtbereitschaft. Sie schläft in der Klinik und ist erreichbar. Wenn eine Not-OP während der Nacht erforderlich wird, dann ist sie vor Ort und kann sofort arbeiten.

Für Dienste während der Nacht, am Wochenende und an Feiertagen gibt es eine zusätzliche Vergütung.

Praxistipp

Das Arbeitszeitschutzgesetz (ArbZG) regelt in Deutschland:

- die zulässige Arbeitszeit
- Pausen
- Ruhezeiten

Diese Regeln legen Folgendes fest: wie lange man arbeiten darf und welche Pausen und Ruhezeiten eingehalten werden müssen.
Ziel ist es, die Gesundheit und die Sicherheit der Arbeitnehmer zu schützen.
In bestimmten Bereichen können unter bestimmten Umständen oder in Notfällen Ausnahmen gemacht werden. Zum Beispiel: im Gesundheitswesen. Dies geht aber nur, wenn die Ausnahmen durch andere Regelungen ausgeglichen werden. Zum Beispiel: in der tariflichen Regelung.

6 Wie ist das Gesundheitswesen in Deutschland politisch organisiert?

Merkhilfe

Das **Gesundheitsministerium** in Deutschland ist das **B**undes**m**inisterium für **G**esundheit (BMG). Es ist auf Bundesebene verantwortlich für die Gesundheitspolitik und die Verwaltung des Gesundheitswesens. Aufgaben des Gesundheitsministeriums sind:

- Gesundheitsversorgung der Bevölkerung
- die Sicherstellung der Krankenversicherung und Pflegeversicherung
- Schutz der öffentlichen Gesundheit

6.1 Bundesministerium für Gesundheit

Das Bundesministerium für Gesundheit hat viele Aufgaben:
Gesundheitsversorgung und Pflege:

- Sicherstellung einer umfassenden und qualitativ hochwertigen Gesundheitsversorgung für alle Bürger.
- Gesetzgebung im Bereich der Krankenversicherung, Pflegeversicherung und des öffentlichen Gesundheitswesens.
- Förderung der Pflege. Verbesserung der Rahmenbedingungen für Pflegefachpersonen.

Medizinische Versorgung und Qualitätssicherung:

- Regelung der medizinischen Berufe.
- Patientenschutz und Patientenrechte stärken. Zum Beispiel: durch Regelungen zur Patientensicherheit und Hygienestandards in Krankenhäusern.
- Förderung von Neuerungen in der medizinischen Versorgung. Förderung von Digitalisierung im Gesundheitswesen.

Prävention und Gesundheitsförderung:

- Förderung von Präventionsprogrammen zur Bekämpfung von Krankheiten. Förderung eines gesunden Lebensstils.
- Bekämpfung von häufigen Erkrankungen. Zum Beispiel: *Diabetes*, Herz-Kreislauf-Erkrankungen, Krebs und psychische Erkrankungen.
- Maßnahmen zur Suchtbekämpfung. Zum Beispiel: Aufklärung zu Auswirkungen von Rauchen, Alkoholkonsum und Drogenkonsum.

Krisenmanagement und Infektionsschutz:

- Infektionsschutz und die Koordination von Maßnahmen im Falle von *Epidemien* und *Pandemien*.
- Gesetzgebung zum **I**nfektions**s**chutz**g**esetz (IfSG). Zusammenarbeit mit dem **R**obert **K**och-**I**nstitut (RKI).

Arzneimittelsicherheit und Medizinproduktsicherheit:

- Das BMG ist zuständig für die Zulassung und Überwachung von Arzneimitteln und Medizinprodukten. Das geschieht in Zusammenarbeit mit dem **B**undesinstitut **f**ür **Ar**zneimittel und **M**edizinprodukte (BfArM) und dem **P**aul-**E**hrlich-**I**nstitut (PEI).
- Sicherstellung der Medikamentensicherheit. Regelungen zur Preisgestaltung von Arzneimitteln.

Internationale Zusammenarbeit:

- Das BMG arbeitet zusammen mit internationalen Organisationen. Zum Beispiel: mit der Weltgesundheitsorganisation (WHO) und der Europäischen Union. Ziel ist es, weltweite Gesundheitskrisen zu bewältigen und den Gesundheitsschutz weltweit zu fördern.

Der Bundesminister für Gesundheit leitet das Ministerium. Der Gesundheitsminister ist verantwortlich für die politische Führung des Ministeriums. Und er ist verantwortlich für die Umsetzung der gesundheitspolitischen Vorgaben der Bundesregierung. Seit Mai 2025 ist Nina Warken Gesundheitsministerin.

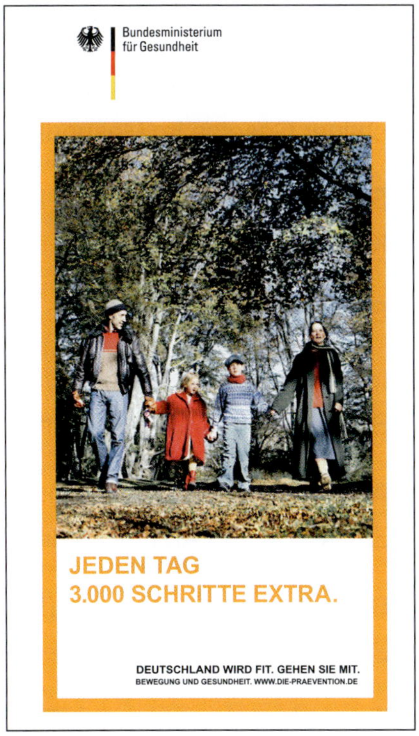

Abb. 6.1 Eine Aufgabe des Bundesgesundheitsministeriums: Broschüren zur Gesundheitsförderung erstellen und verteilen. [W266]

Bundesbehörden im Gesundheitswesen

In Deutschland gibt es verschiedene Behörden, die spezielle Aufgaben im Gesundheitswesen erfüllen:

- **Robert Koch-Institut (RKI):** nationale Behörde für Infektionskrankheiten und Gesundheitsüberwachung.
- **Bundesinstitut für Arzneimittel und Medizinprodukte (BfArM):** zuständig für die Zulassung und Überwachung von Arzneimitteln und Medizinprodukten.
- **Paul-Ehrlich-Institut (PEI):** verantwortlich für die Sicherheit von Impfstoffen und biomedizinischen Arzneimitteln.
- **Deutsches Institut für Medizinische Dokumentation und Information (DIMDI):** Plattform für medizinische Informationen und Datenbanken.
- **Bundeszentrale für gesundheitliche Aufklärung (BZgA):** entwickelt Maßnahmen zur Erhaltung der Gesundheit und steuert Aktionen zur Aufklärung der Bevölkerung.

Gesetzgebung im Gesundheitswesen

Das Bundesministerium für Gesundheit ist auch für die Erarbeitung und Umsetzung wichtiger Gesetze im Gesundheitswesen verantwortlich. Zum Beispiel:

- **SGB V** (Sozialgesetzbuch, Fünftes Buch): Regelungen zur gesetzlichen Krankenversicherung.
- **SGB XI** (Sozialgesetzbuch, Elftes Buch): Pflegeversicherungsgesetz.
- **Infektionsschutzgesetz (IfSG):** Grundlage für den Infektionsschutz und die Bekämpfung von Epidemien und Pandemien.
- **Arzneimittelgesetz (AMG):** Regelungen zur Sicherheit von Arzneimitteln und zur Zulassung von Arzneimitteln.
- **Betäubungsmittelgesetz (BtMG):** Regelungen zum Umgang mit Betäubungsmitteln. Zum Beispiel: Morphin.
- **Transplantationsgesetz (TPG):** Regelungen zur Organspende und zur Entnahme von menschlichen Organen.
- **Medizinproduktegesetz (MPG):** Regelungen zur Sicherheit von Medizinprodukten. Zum Schutz der Patienten und zum Schutz des Personals.

6

Merkhilfe

Das **Bundesministerium für Familie, Senioren, Frauen und Jungend (BMFSJ)** vertritt die Interessen der Familien. Dabei trifft es auch Regelungen für die Pflege und für die Betreuung älterer Menschen. Beispiele:

- **Pflegezeitgesetz:** Beschäftigte können sich für höchstens 6 Monate von der Arbeit freistellen lassen, wenn sie einen pflegebedürftigen Angehörigen pflegen.
- **Familienpflegezeitgesetz:** Beschäftigte können die wöchentliche Arbeitszeit auf 15 Stunden reduzieren, wenn sie einen pflegebedürftigen Angehörigen pflegen. Dies gilt für höchstens 24 Monate.

Demografischer Wandel

Begriffserklärung

Demografie: bedeutet Bevölkerungswissenschaft. Es wird untersucht, wie sich die Zusammensetzung der Bevölkerung verändert. Wesentliche Faktoren sind: Geburten, Alterung und Migration.

Demografischer Wandel in Deutschland: ist bestimmt durch die Zunahme der älteren Menschen. Die Menschen in Deutschland leben jetzt länger als früher. Und es werden weniger Menschen geboren.

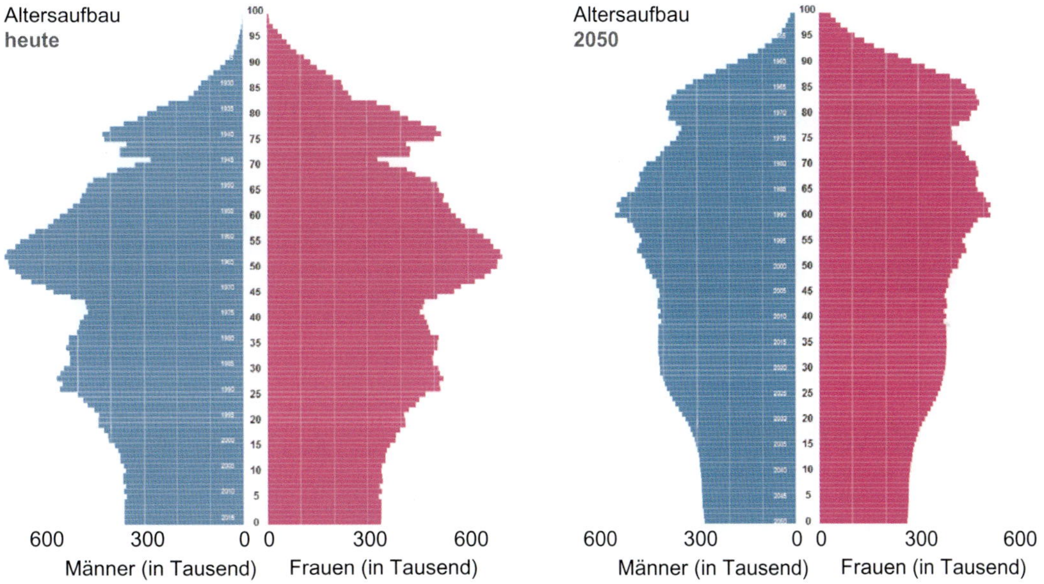

Abb. 6.2 Alterspyramide
[W193-023]

Der demografische Wandel wirkt sich auch auf die Versorgung alter Menschen aus. Mit zunehmendem Alter steigt das Risiko für Krankheiten und *Multimorbidität.* Das führt zu einer Zunahme von pflegebedürftigen Menschen. Das Bundesministerium muss dafür sorgen, dass die **Finanzierung** gesichert ist. Und das Bundesministerium muss dafür sorgen, dass ausreichend Personal vorhanden ist.

Merkhilfe

Im Jahr 2018 wurde die **Konzertierte Aktion Pflege** gestartet. Folgende Arbeitsgruppen wurden gegründet:

1. Ausbildungsoffensive Pflege (2019–2023)
2. Personalmanagement, Arbeitsschutz und Gesundheitsförderung
3. Innovative Versorgungsansätze und Digitalisierung. Zum Beispiel: Einführung der **e**lektronischen **P**atienten**a**kte (ePA)
4. Pflegekräfte aus dem Ausland
5. Entlohnungsbedingungen in der Pflege

Ziele:

- Verbesserung der Arbeitsbedingungen in der Pflege und in der Ausbildung
- Schaffung einer einheitlichen Personalbemessung in der Pflege (**P**flege**p**ersonal**r**egelung, PPR)

6.2 Berufsverbände der Pflegeberufe

Begriffserklärung

Berufsverband: Interessenvertretung einer Berufsgruppe. Freiwilliger Zusammenschluss von Angehörigen eines Berufs, um berufspolitische Interessen durchzusetzen.

Aufgaben eines Berufsverbands:

- Angelegenheiten des Berufs in Gesellschaft und Politik vertreten
- Durchführung von **Fortbildungen** und **Weiterbildungen**
- Informationen zu beruflichen Inhalten über Fachzeitschriften und digitale Medien
- Angebot von Berufshaftpflichtversicherungen

In Deutschland gibt es für die Pflegeberufe viele verschiedene Berufsverbände. Agnes Karll gründete 1903 die Berufsorganisation der Krankenpflegerinnen (B.O.K.D.). Daraus entwickelte sich der **Deutsche Berufsverband für Pflegeberufe (DBfK)**.

DBfK Deutscher Berufsverband für Pflegeberufe

Stark für die Pflege

Abb. 6.3 Das Logo des DBfK [W267]

In der Altenhilfe ist der größte Berufsverband der **D**eutsche **B**erufs**v**erband für **A**ltenpflege e. V. (DBVA).

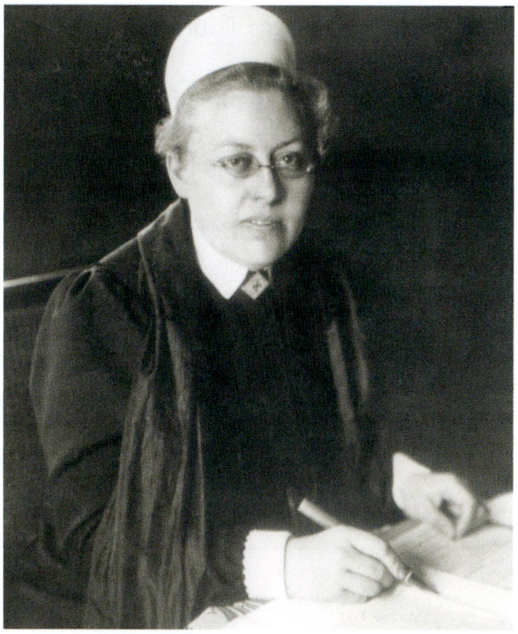

Abb. 6.4 Agnes Karll gründete den ersten Berufsverband für Pflegende in Deutschland. [W267]

Der Deutsche Pflegerat

Der Deutsche Pflegerat wurde im Jahr 1998 gegründet. Der deutsche Pflegerat ist der Dachverband und vereint 20 Institutionen und Berufsverbände in der Pflege. Zum Beispiel:

- Arbeitsgemeinschaft christlicher Schwesternverbände und Pflegeorganisationen in Deutschland e. V.
- Berufsverband Kinderkrankenpflege (BeKD e. V.)
- Bundesverband Geriatrie

- Bundesverband Pflegemanagement
- Deutscher Berufsverband für Pflegberufe (DBfK)
- Deutsche Gesellschaft für Fachkrankenpflege und Funktionsdienste e. V.
- Deutscher Hebammenverband e. V.
- Deutscher Pflegeverband
- Verband der Schwesternschaft im DRK e. V. (**D**eutsches **R**otes **K**reuz)

Der deutsche Pflegerat setzt sich für die Interessen der Berufsgruppen ein. Der Deutsche Pflegerat fordert:

- Berufliche Selbstverwaltung in einer Bundespflegekammer
- Verbesserung der Bildung
- Verbesserung der Karrierechancen
- Verbesserung der Arbeitsbedingungen in der Pflege und im Hebammenwesen

Der Sitz des Deutschen Pflegerats ist in Berlin.

Praxistipp

Der **Deutsche Pflegetag** ist eine wichtige Veranstaltung des Deutschen Pflegerats. Der Kongress findet einmal im Jahr in Berlin statt. Es gibt dort zahlreiche Informationsveranstaltungen und Ausstellungen für alle Bereiche der Pflege.

Abb. 6.5 Logo des Deutschen Pflegetags [W1339]

International Council of Nurses (ICN)

Begriffserklärung

International **C**ouncil of **N**urses (ICN): Zusammenschluss von 130 nationalen Pflegeverbänden.
Der ICN vertritt weltweit etwa 27 Millionen Pflegende. Damit ist er der größte Zusammenschluss von Fachpersonen im Gesundheitswesen.

Ziele des ICN: Förderung und Sicherstellung der Pflegequalität in allen Ländern. Der ICN formuliert 5 Richtlinien für die Aufgaben von Pflegenden:

1. Gesundheit fördern
2. Krankheit verhüten
3. Gesundheit wiederherstellen
4. Leiden lindern
5. Achtung vor dem Leben und vor der Würde des Menschen

Aufgaben des ICN:

- Entwicklung eines **Ethikkodex für Pflegende**
- Entwicklung eines eigenen **Pflegeklassifikationssystems** (International Classification of Nursing Practice)
- Herausgabe von Positionspapieren
- Festlegung von Definitionen und Leitlinien

Begriffserklärung

Ethikkodex für Pflegende: Der Ethikkodex für Pflegende ist ein Leitfaden. Dieser Leitfaden legt Verhaltensweisen für Pflegefachpersonen fest. Zum Beispiel: Respekt und Würde vor dem Patienten, Vertraulichkeit, Datenschutz oder Verantwortung.

Begriffserklärung

Pflegeklassifikationssystem (International Classification of Nursing Practice)
Methoden zur Beschreibung und Organisation von: Pflegeleistungen, Pflegeproblemen und Pflegeergebnissen.
Pflegeklassifikationssysteme dienen zur: Strukturierung der Pflegepraxis, Dokumentation des Pflegeprozesses und Qualitätsverbesserung.

Der Sitz des ICN ist in Genf in der Schweiz.
Deutschland ist im ICN durch den Deutschen **Berufsverband** für Pflegeberufe (DBfK) vertreten.

Pflegekammer

Begriffserklärung

Berufskammer: ist eine gewählte Vertretung eines Berufstandes. Jeder Mensch, der in diesem Beruf arbeitet, muss Mitglied sein. Und er muss einen Mitgliedsbeitrag bezahlen. Eine Kammer stellt Regeln für die Ausübung des Berufs auf. Die Kammer überwacht diese Regeln. Das heißt Selbstverwaltung. Die Regelung fällt in die Zuständigkeit eines Bundeslandes. Viele Berufe haben schon lange eine Kammer. Zum Beispiel: Ärztekammer.
Pflegekammer: Kammer für die *Profession* Pflege.

In vielen Länder gibt es Pflegekammern. Zum Beispiel: USA, England, Kanada, Schweden, Frankreich, Irland.
In Deutschland wird seit den 1980er-Jahren über die Einführung von Pflegekammern diskutiert. Im Jahr 2025 gibt es 2 Landespflegekammern: in Rheinland-Pfalz und in Nordrhein-Westfalen.
Ziel: Die Pflegekammer nimmt gesellschaftliche Interessen wahr. Die Pflegekammer handelt zum Wohle der Bevölkerung in Stellvertretung für den Staat.
Eine Pflegekammer hat **drei Hauptziele**:

1. Vertretung des Berufs
2. Förderung des Berufs
3. Aufsicht über die Ausübung des Berufs

Aufgaben einer Pflegekammer:

- Klärung berufsbezogener Fragen
- Berufsaufsicht: Überwachung von Standards oder Durchsetzung von Standards
- Regelung von ethischen Frage. Zum Beispiel: Wie behandelt man sterbende Menschen respektvoll?
- Berufsordnung für die Pflege. Zum Beispiel: Einhaltung der Schweigepflicht.
- Regelung der Berufsausübung und Berufszugehörigkeit
- Einschreiten bei Missachtung der Berufsordnung und der Berufsethik
- Beilegung von Streitigkeiten
- Registrierung aller Angehörigen der Pflegeberufe
- Weitergabe von wichtigen Informationen an die Kammermitglieder
- Förderung, Überwachung und Anerkennung der beruflichen **Fortbildung** und **Weiterbildung**
- Abnahme von Prüfungen
- Festlegung von Qualitätsstandards für die Ausbildung und die **Praxis**
- Beratung des Gesetzgebers, Teilnahme bei Gesetzgebungsverfahren
- Auslegung gesetzlicher Bestimmungen im Rahmen von Sachverständigengutachten
- Berücksichtigung und Regelung ethischer Fragestellungen in den Bereichen: Berufsausübung und Pflegeforschung.
- Kooperation mit anderen nationalen und internationalen Einrichtungen im Gesundheitswesen
- Statistik: Erhebung und Auswertung von Daten, die für den Beruf wichtig sind.
- Öffentlichkeitsarbeit

Merkhilfe

Eine **Pflegekammer** ist **nicht** zuständig für

- Tarifverhandlungen. Dafür sind **Gewerkschaften** zuständig. Zum Beispiel: ver.di.
- verbandspolitische Aufgaben. Dafür sind die Berufsverbände zuständig.
- Einschätzungen der Pflegebedürftigkeit. Dafür ist der Medizinische Dienst (MD) zuständig.
- Aufgaben der Krankenhausaufsicht oder Heimaufsicht.

Gewerkschaften

Begriffserklärung

Gewerkschaft
Vereinigung von Arbeitnehmern, um gemeinsame Interessen gegenüber den Vereinigungen der Arbeitgeber zu vertreten.

Der Zusammenschluss der Arbeitnehmer ist **freiwillig** und dauerhaft.
Die geschichtlichen Hauptgründe für den Zusammenschluss waren:

- Verbesserung der Arbeitsbedingungen
- bessere Löhne
- Absicherung bei Krankheit, Arbeitsverlust und Unfall

Daraus entstanden in Deutschland organisierte Gewerkschaften. Die Gewerkschaften setzten sich für bestimmte Berufsgruppen ein. Zum Beispiel:

- für die Industrie: IG Metall
- für den öffentlichen Dienst: ver.di

Das wichtigste Druckmittel der Gewerkschaften gegenüber den Arbeitgebern ist der **Streik**.
Bei einem Streik gehen die Arbeitnehmer nicht zur Arbeit. Die Arbeit wird also nicht erledigt. Das hat für den Betrieb und die Vertretung der Arbeitgeber viele Nachteile.

Das soll bewirken, dass der Arbeitgeber auf die Forderungen der Arbeitnehmer eingeht. Zum Beispiel: mehr Lohn.

Das Leistungsangebot der Gewerkschaft ver.di ist zum Beispiel:

- Abschluss von Tarifverträgen
- Verhandlungen mit den Arbeitgebern
- Rechtsschutz
- Unterstützung bei Streik
- Beratungsangebote
- Bildungsangebote
- finanzielle Vorteile

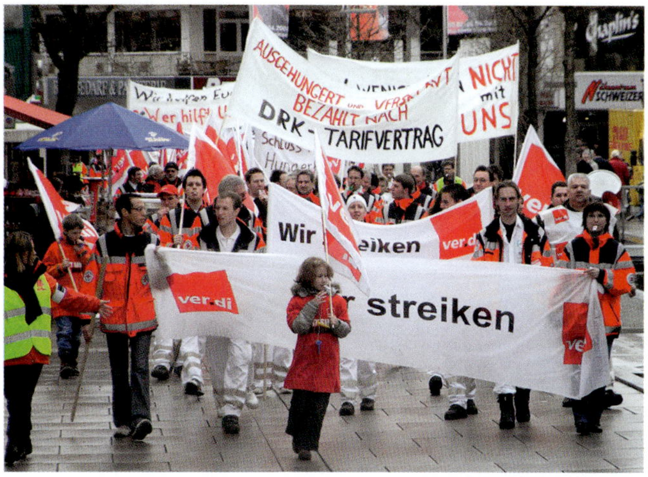

Abb. 6.6 Streik von Rettungsfachpersonal [O989]

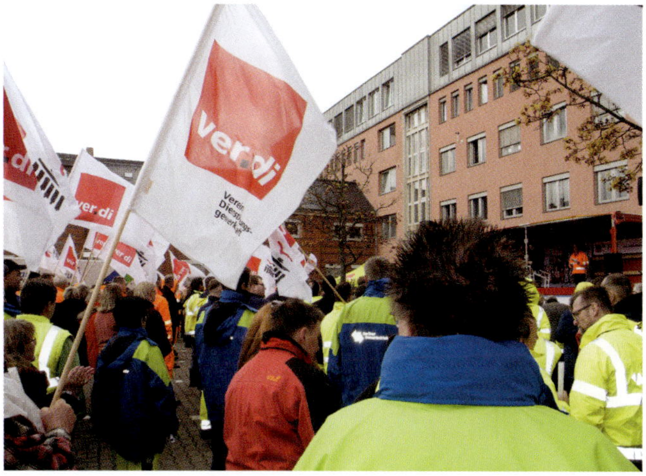

Abb. 6.7 ver.di ist ein Beispiel für eine Gewerkschaft. [J751-131]

Aufgabenschwerpunkte

Ansehen des Berufs
Berufsordnung, Registrierung
Regelungen für Fortbildung und Weiterbilding
standesrechtliche Beratung
Gutachten
politische Vertretung

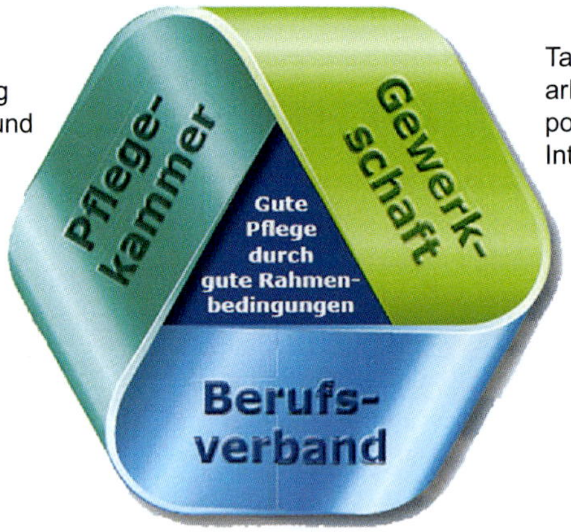

Tarifverhandlungen
arbeitsrechtliche Beratung
politische Vertretung
Internationales

Ansehen des Berufs
Professionalisierung
Innovation
fachliche Beratung und arbeitsrechtliche Beratung
politische Vertretung
Internationales
Fachzeitschrift
Vertretung der Interessen von Unternehmen
Vertretung der Interessen von selbstständigen Pflegefachpersonen

Abb. 6.8 Überblick: Aufgaben von Pflegekammern, Gewerkschaften und Berufsverbänden. [W267]

7 Was bedeutet Qualitätssicherung in der Pflege?

Begriffserklärung

Qualität: Gesamtheit von Eigenschaften einer Sache. Die Qualität beschreibt, wie gut eine Sache ist.
Qualitätssicherung: Sicherstellen der Qualität.
Qualitätssicherung in der Pflege bedeutet: Alle Maßnahmen zur Sicherung der Qualität innerhalb einer Einrichtung oder Klinik.
Qualitätsmanagement: Oberbegriff für alle Maßnahmen zur Qualitätssicherung. Zum Beispiel: Planung, Durchführung, Überprüfung und Verbesserung von Prozessen.

Ziele der Qualitätssicherung:

- bestmögliche Versorgung der Patienten und pflegebedürftigen Menschen
- hohe Qualität der Pflegeleistungen
- hohe Zufriedenheit von allen Beteiligten

Maßnahmen zur Qualitätssicherung
Zur Qualitätssicherung in der Pflege werden verschiedene Prozesse und Maßnahmen genutzt. Zum Beispiel:

- Standards und Leitlinien
- Schulungen und **Fortbildungen**
- Dokumentation
- Qualitätskontrollen
- Feedback und **Beschwerdemanagement**
  - Erfassung von kritischen Zwischenfällen

Merkhilfe

Qualitätssicherung in der Pflege bedeutet, dass die Pflegeprozesse immer wieder *systematisch* überprüft und verbessert werden.

7.1 PDCA-Zyklus

Eine Methode zur Qualitätssicherung ist der **PDCA-Zyklus**.

Begriffserklärung

PDCA steht für die englischen Wörter: Plan, Do, Check, Act.
PLAN: Festlegen der Ziele und Prozesse.
DO: Ausführen der Prozesse.
CHECK: Überwachung. Sind die Ziele erreicht worden?
ACT: Die Ergebnisse bewerten und Maßnahmen zur ständigen Verbesserung ergreifen.

Ziele:

- Die Qualität von Produkten oder Dienstleistungen wird verbessert.
- Das eigene Handeln wird überprüft. Das Handeln richtet sich nach den Bedürfnissen der pflegebedürftigen Menschen.

Mit der ständigen Verbesserung ist nicht gemeint, dass sich der Zustand des Patienten durch Pflegeinterventionen verbessert. Der Anspruch der ständigen Verbesserung richtet sich an die Pflegefachperson.
Die Pflegefachperson

- soll besser auf die Bedürfnisse des Patienten eingehen.
- soll die Probleme und Ressourcen des Patienten besser erkennen.
- soll das eigene Handeln daran anpassen.

Praxistipp

Es gibt einen **Qualitätsbeauftragten** in einer Einrichtung. Diese Person hat die Verantwortung dafür, Folgendes zu überprüfen: Wird der PDCA-Zyklus eingehalten und umgesetzt?

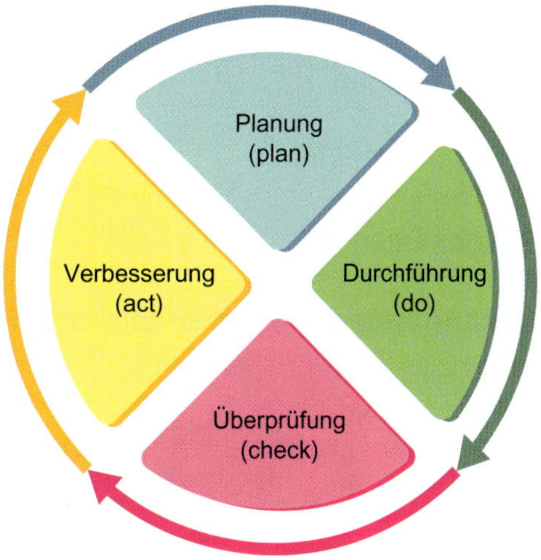

Abb. 7.1 PDCA-Zyklus
[L138]

7.2 Instrumente zur Qualitätssicherung

Es wird unterschieden zwischen: interner **Qualitätssicherung** und externer Qualitätssicherung.

Begriffserklärung

intern: innerhalb
extern: von außerhalb

Interne Qualitätssicherung

Interne Qualitätssicherung erfolgt mit verschiedenen Instrumenten innerhalb der Pflegeeinrichtung oder Klinik. Zum Beispiel:

- **Leitbild** der Einrichtung
- **Qualitätszirkel**
- Dokumenten. Zum Beispiel: **Qualitätsmanagementhandbuch**.
- **Pflegevisiten**
- **Beschwerdemanagement**
- Fehlermanagement
- Risikomanagement

- Mitarbeitergesprächen
- Fallbesprechungen
- Pflegedokumentation
- Pflegeassessments
- **Pflegestandards** der eigenen Einrichtung

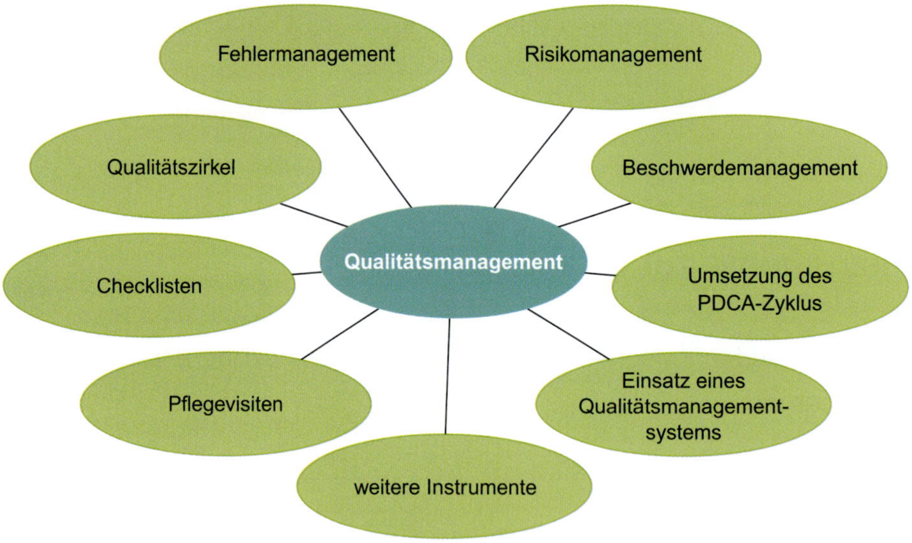

Abb. 7.2 Instrumente des Qualitätsmanagements [L143]

Leitbild

Begriffserklärung

Leitbild: beschreibt die Werte, Überzeugungen und Prinzipien einer Klinik oder Pflegeeinrichtung. Dabei werden bestimmte Grundsätze für alle Mitarbeiter verbindlich festgelegt. Das heißt: Alle Berufsgruppen müssen sich daran halten.

Ein Leitbild formuliert einen idealen Zustand. Bei Einrichtungen im Gesundheitswesen steht meistens der Mensch im Mittelpunkt. Es geht um das Wohlbefinden des Menschen. Bei Einrichtungen mit einem kirchlichen Träger werden christliche Werte im Leitbild genannt.

Funktion eines Leitbildes

- Ein Leitbild dient der Qualitätssicherung.
- Ein Leitbild gibt Orientierung für alle Mitarbeiter.
- Ein Leitbild zeigt auch nach außen hin die Werte einer Einrichtung.

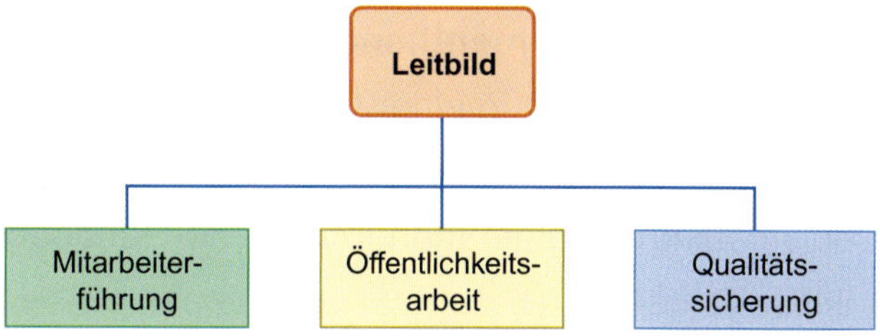

Abb. 7.3 Übersicht über die verschiedenen Funktionen eines Leitbilds [L141]

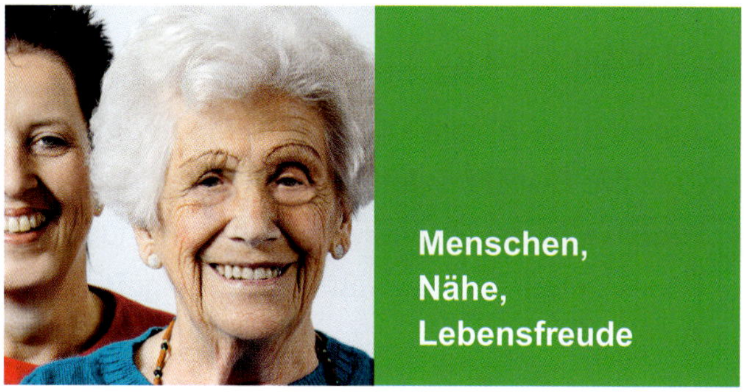

Abb. 7.4 Ausschnitt aus dem Leitbild der Dienste für Menschen gGmbH [V896]

Qualitätszirkel

Begriffserklärung

Qualitätszirkel: interne Arbeitsgruppe als Maßnahme zur **Qualitätssicherung**.

Ziel: Einhaltung und Umsetzung der Qualitätsprozesse.
Im Qualitätszirkel treffen sich verschiedene Mitarbeiter zusammen mit dem Qualitätsbeauftragten. Es werden neue Regelungen erstellt. Diese Regelungen werden in der täglichen Arbeit umgesetzt. Für diese Aufgabe benötigen Mitarbeiter folgende Voraussetzungen:

- vertiefte Kenntnisse über den Arbeitsbereich
- Motivation zur Qualitätsentwicklung
- Bereitschaft zur Zusammenarbeit

- Offenheit für Innovationen und die ständige Verbesserung
- Zugriff auf Fachliteratur und **Expertenstandards**

Qualitätsmanagementhandbuch

Begriffserklärung

Qualitätsmanagementhandbuch: Nachschlagewerk mit Informationen zu Arbeitsabläufen in einer Organisation. Es stellt sicher, dass Leistungen oder Produkte immer in guter Qualität erbracht werden. Ein **Q**ualitäts**m**anagementhandbuch (QM-Handbuch) ist wie eine Anleitung für alle Mitarbeiter.

Fallbeispiel

Auszug aus einem QM-Handbuch in einer Pflegeeinrichtung
Ziel: Die Bewohner fühlen sich wohl und sicher.
Prozess: Jeder Bewohner wird bei der Aufnahme von einer Pflegefachperson begrüßt. Diese Pflegefachperson ermittelt den Pflegebedarf.
Überprüfung: Einmal im Monat wird überprüft, ob die Pflegepläne aktuell sind.
Verbesserung: Wenn ein Bewohner unzufrieden ist, dann wird das besprochen. Und es wird nach einer Lösung gesucht.

Pflegevisiten

Begriffserklärung

Visite (lateinisch für: genau besehen, nachsehen, aufsuchen)
Im Gesundheitswesen: Die behandelnden Personen kommen zum Patienten. Der aktuelle Zustand des Patienten wird gemeinsam besprochen.
Pflegevisite: Pflegefachpersonen und andere Personen des Pflegeteams kommen zum Patienten. Der Pflegezustand des Patienten wird überprüft. Der Pflegeplan wird bewertet. Bei Bedarf wird der Pflegeplan angepasst.

Ziele:

- Kontrolle des Gesundheitszustands und des Befindens des pflegebedürftigen Menschen
- Überprüfung der Ergebnisqualität von pflegerischen Leistungen

Eine Pflegevisite erfolgt in festgelegten Abständen. Und bei Auftreten besonderer pflegerischer Situationen.
Eine Pflegevisite findet zusammen mit dem betroffenen Patienten statt. Der Patient äußert sich zu seinem Zustand und wird in die Pflegevisite einbezogen. Bei Bedarf sind auch Angehörige und andere Berufsgruppen dabei.

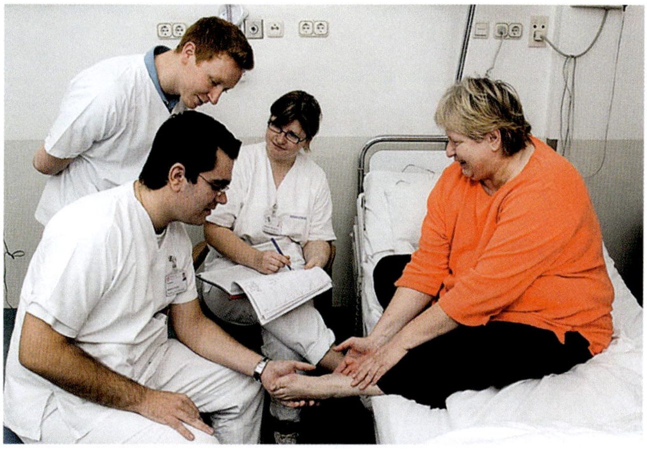

Abb. 7.5 Bei der Pflegevisite wird die Patientin einbezogen. [K115]

Beschwerdemanagement

Begriffserklärung

Beschwerde: Aussage der Unzufriedenheit in Bezug auf eine erbrachte Leistung.
Beschwerdemanagement: *systematischer* Umgang mit Beschwerden.

Ein Patient äußert seine Unzufriedenheit durch eine Beschwerde. Aus Sicht des Patienten liegt ein Mangel oder ein Problem in einem bestimmten Bereich vor. Pflegeeinrichtungen und Kliniken sollten Beschwerden ernst nehmen. Eine Beschwerde zeigt die Sicht der betroffenen Person über die erbrachte Leistung. Das Beschwerdemanagement ermöglicht den gezielten Umgang mit Beschwerden. Es hilft, die Ergebnisqualität zu überprüfen.

Ziele:

- strukturierte Bearbeitung der Beschwerden
- Einleitung von Maßnahmen zur Verbesserung
- Steigerung der Zufriedenheit von Patienten, Bewohnern und Angehörigen

Praxistipp

Viele Kliniken und Pflegeeinrichtungen nutzen einen *standardisierten* Fragebogen, um die Zufriedenheit der Patienten und Bewohner zu erfragen.
Häufig gib es einen Briefkasten am Ausgang. Dort können unzufriedene Patienten ihre Beschwerde anonym abgeben.

Begriffserklärung

anonym: unbekannt, ohne Angabe des Namens

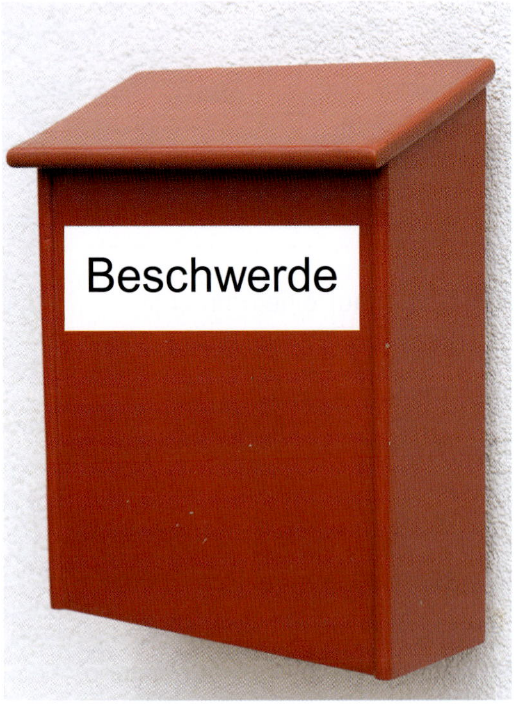

Abb. 7.6 Briefkasten zum Einwerfen anonymer Beschwerden [J787-233]

Externe Qualitätssicherung

Externe Qualitätssicherung bedeutet: Menschen von außerhalb kommen in die Klinik oder Pflegeeinrichtung, um die Qualität zu überprüfen. Dazu zählen Maßnahmen zur Beratung und Prüfung.
Externe Qualitätsprüfungen sind:

- Qualitätsprüfung durch den Medizinischen Dienst der Krankenkassen (MD)
- Heimaufsichtsprüfung
- Zertifizierungsprüfung

Begriffserklärung

Heimaufsichtsprüfung: Die Heimaufsichtsbehörde überprüft die Leistungen und die Zustände in Pflegeeinrichtungen, Wohnstätten und Hospizen. Rechtliche Grundlage ist das Heimgesetz (HeimG).
Zertifizierungsprüfung: Prüfer kommen in eine Einrichtung. Die Prüfer prüfen, ob festgelegte Kriterien eingehalten werden. Die Kriterien stehen in einem Handbuch. Wenn diese Kriterien eingehalten werden, dann bekommt die Einrichtung ein Zertifikat. Diese Prüfung wird auch Audit genannt.
Audit (lateinisch audire = zuhören, anhören): Überprüfung, Befragung, Untersuchung.

Die Durchführung eines Audits ist eine Aufgabe des Qualitätsmanagements. Während eines Audits wird geprüft, ob die Vorgaben des Qualitätsmanagements umgesetzt werden.

7.3 Qualitätsmanagementsysteme

Begriffserklärung

Qualitätsmanagementsystem: ein System von festen Regeln und Abläufen. Es sorgt dafür, dass die **Qualität** in einem Unternehmen oder in einer Einrichtung ständig verbessert wird.

Ein Qualitätsmanagementsystem unterstützt eine Einrichtung bei der Qualitätsentwicklung.

Ziele:

- Bewusstsein für Qualität bei allen Mitarbeitern schaffen
- Fehler erkennen
- Kosten kontrollieren
- Qualität der Leistung immer verbessern

Die Qualitätsmanagementsysteme in Einrichtungen im Gesundheitswesen bauen auf der Idee von **TQM** auf.

Begriffserklärung

Total Quality Management (TQM): Das ist englisch für: totales Qualitätsmanagement.
TQM ist ein ganzheitlicher Ansatz zur ständigen Verbesserung der Qualität in allen Bereichen. Alle Mitarbeiter sollen mitwirken. Die Zufriedenheit der Kunden steht im Mittelpunkt.

Merkmale:

- Alle Mitarbeiter wirken mit.
- Der Kunde steht im Mittelpunkt.
- Die Qualität wird ständig verbessert.

Ziele sind: ein langfristiger Erfolg und Nutzen für die Organisationsmitglieder sowie für die Gesellschaft. Das wird durch Kundenzufriedenheit erreicht.

Die **Kundenzufriedenheit** ist die wichtigste Bedeutung im TQM:

- Bewohner, Patienten und Angehörige werden als **externe Kunden** gesehen.
- Die Mitarbeiter sind **Leistungserbringer**. Gleichzeitig sind die Mitarbeiter **interne Kunden** der Einrichtung.

Eine hohe Zufriedenheit aller Kunden bedeutet ein hohes Maß an Qualität. Für Qualitätsverbesserungen sind wichtig: ein ständiger Austausch und Rückmeldungen zu den erbrachten Leistungen.

TQM ist die Basis für folgende **Qualitätsmanagementsysteme** im Gesundheitswesen:

- ISO-Normen
- EFQM-Modell für Excellence
- KTQ (**K**ooperation für **T**ransparenz und **Q**ualität im Krankenhaus)

ISO-Normen

Begriffserklärung

ISO-Normen sind internationale Standards. Sie bieten einheitliche Vorschriften und Richtlinien.
Ziel: Verbesserung der Qualität von Produkten, Verbesserung von Prozessen und Leistungen.

Die ISO-Normen bilden den Grundstein für ein Qualitätsmanagementsystem in einer Einrichtung. Nach der Umsetzung erfolgt eine **Zertifizierung**. Eine Zertifizierung ist eine **externe Qualitätssicherung**. Eine erfolgreiche Zertifizierung nach den ISO-Normen gilt als Qualitätsmerkmal für eine Einrichtung.
Für deutsche Gesundheitseinrichtungen gibt es die Norm DIN 9001.

Begriffserklärung

DIN steht für: **D**eutsches **I**nstitut für **N**ormierung.

EFQM-Modell

Begriffserklärung

EFQM ist die Abkürzung für: **E**uropean **F**oundation for **Q**uality **M**anagement.
EFQM ist ein Zusammenschluss aus europäischen Unternehmen.
Einrichtungen können die Qualität von Strukturen, Prozessen und Ergebnissen mit einem Punktesystem selbst einschätzen und bewerten.

Ab einer bestimmten Punktzahl kann die Einrichtung sich für einen Qualitätspreis bewerben. Dafür erfolgt eine Zertifizierung durch einen externen EFQM-Assessor.

KTQ

Begriffserklärung

KTQ: ist die Abkürzung für **K**ooperation für **T**ransparenz und **Q**ualität im Gesundheitswesen.
Es handelt sich um ein deutsches Zertifizierungsverfahren im Gesundheitswesen, das in Krankenhäusern und anderen medizinischen Einrichtungen angewendet wird.
Mit KTQ kann man die Qualität von Gesundheitsdienstleistungen messen und verbessern.

Folgende Institutionen unterstützen das KTQ-Verfahren:

- die **D**eutsche **K**rankenhaus**g**esellschaft (DKG)
- die **B**undes**ä**rzte**k**ammer (BÄK) und
- der **D**eutscher **P**fleger**r**at (DPR).

Die Unternehmen können freiwillig ein Zertifizierungsverfahren mitmachen. Folgende Einrichtungen können sich nach KTQ zertifizieren lassen: Krankenhäuser, Arztpraxen, Medizinische Versorgungszentren (MVZ), Rettungsdienste, Einrichtungen zur Rehabilitation, **ambulante** und **stationäre** Pflegeeinrichtungen.

Praxistipp

KTQ schaut unter anderem auf die Prozesse, Strukturen und Ergebnisse in der Pflege und medizinischen Behandlung. Die Qualität wird regelmäßig überprüft. Das bedeutet, dass Einrichtungen des Gesundheitswesens anhand von Daten und Ergebnissen die Wirksamkeit ihrer Maßnahmen feststellen können.
Eine gute Qualität zeigt sich zum Beispiel in Folgendem:

- weniger Krankheitstage bei den Mitarbeitern
- Fortschritte in der **Rehabilitation**
- weniger Komplikationen nach einer Operation

Das sind messbare Verbesserungen der Behandlungsqualität.

Abb. 7.7 KTQ-Zertifikat
[W1352]

8 Was sind Expertenstandards?

Standards sollen bestimmte Abläufe vereinheitlichen. Das bedeutet: Bestimmte Handlungen verlaufen immer gleich. Auch wenn die Handlung von verschiedenen Personen oder an unterschiedlichen Orten durchgeführt wird.

Begriffserklärung

Pflegestandard: beschreibt pflegerische Maßnahmen, die in einer bestimmten Pflegesituation angewendet werden sollen. Zum Beispiel: Standardpflegeplan zur *Pneumonieprophylaxe*. Oft wird auch verkürzt von „Standard“ gesprochen.
Nationale Expertenstandards: sind übergreifende Leitlinien für die Pflege. Nationale Expertenstandards gelten in ganz Deutschland. Oft wird auch verkürzt nur von „Expertenstandard“ gesprochen.

- Expertenstandards sind wissenschaftlich begründet.
- Expertenstandards gelten als verbindliche Grundlage.

Expertenstandards werden von einem **professionellen** Team erstellt. Das bedeutet: von Pflegefachpersonen, Pflegewissenschaftlern und weiteren Personen. Expertenstandards werden entwickelt vom: DNQP zusammen mit dem Deutschen Pflegerat.
Ein Expertenstandard ist eine Art Anleitung, wie Pflegefachpersonen bestimmte Aufgaben in hoher **Qualität** durchführen können. Ziel: Alle Pflegeeinrichtungen in Deutschland arbeiten nach den gleichen, wissenschaftlich geprüften Richtlinien.

Begriffserklärung

Deutsche **N**etzwerk für **Q**ualitätsentwicklung in der **P**flege (**DNQP**): ein Zusammenschluss von Fachpersonen aus der Pflege. Die Teilnehmer erarbeiten gemeinsam bestimmte Themen.
Ziel: Sicherung und Förderung der Pflegequalität sowie die Qualitätsentwicklung.

Expertenstandards beschreiben:

- Voraussetzungen in einer Einrichtung,
- Abläufe und
- Ergebnisse zu einem Pflegeschwerpunkt, zum Beispiel: Dekubitusprophylaxe.

Expertenstandards fassen das aktuelle wissenschaftliche Wissen zu einem Thema zusammen. Expertenstandards helfen, dass Pflegefachpersonen eine gute Pflege durchführen.

Wie kommt ein Expertenstandard zustande?

1. **Einreichung** von **Themenvorschlägen** und Auswahl des Themas. Das Thema soll wichtig für die die pflegerische Versorgung sein. Zum Beispiel: Wie erhält man eine intakte Haut und verhindert einen *Dekubitus*?
2. Der Auftrag wird **öffentlich ausgeschrieben**. Auch einzelne Pflegefachpersonen können daran mitarbeiten. Alle Bewerber müssen für die Arbeit qualifiziert sein. Der Auftrag wird erteilt.
3. Eine **Expertenarbeitsgruppe** wird **gebildet**. Die Expertengruppe erarbeitet einen Entwurf. Folgende Fragen werden bearbeitet: Was soll erreicht werden? Was braucht man dafür? Welche Schritte müssen gemacht werden?
4. Der Entwurf wird in einer Fachkonferenz **besprochen**. Danach wird er an Experten für dieses Thema geschickt. Die Ergebnisse werden in den Entwurf eingearbeitet.
5. Modellhafte Implementierung: Der Standard wird in verschiedenen Pflegeeinrichtungen **ausprobiert.** Es wird erprobt: Was funktioniert gut? Was muss noch verbessert werden? Der Standard wird mit den Verbesserungsvorschlägen überarbeitet und fertiggestellt.
6. Der Standard wird **veröffentlicht** und verbindlich **eingeführt.**
7. Fertige Expertenstandards werden nach 5 Jahren **aktualisiert.**

Begriffserklärung

Implementierung: bedeutet, dass ein Entwurf umgesetzt wird. Zum Beispiel: bei Gesetzen und Verordnungen.
Implementierung eines Expertenstandards: Die Inhalte eines Expertenstandards werden bei der Versorgung eines Patienten angewendet.

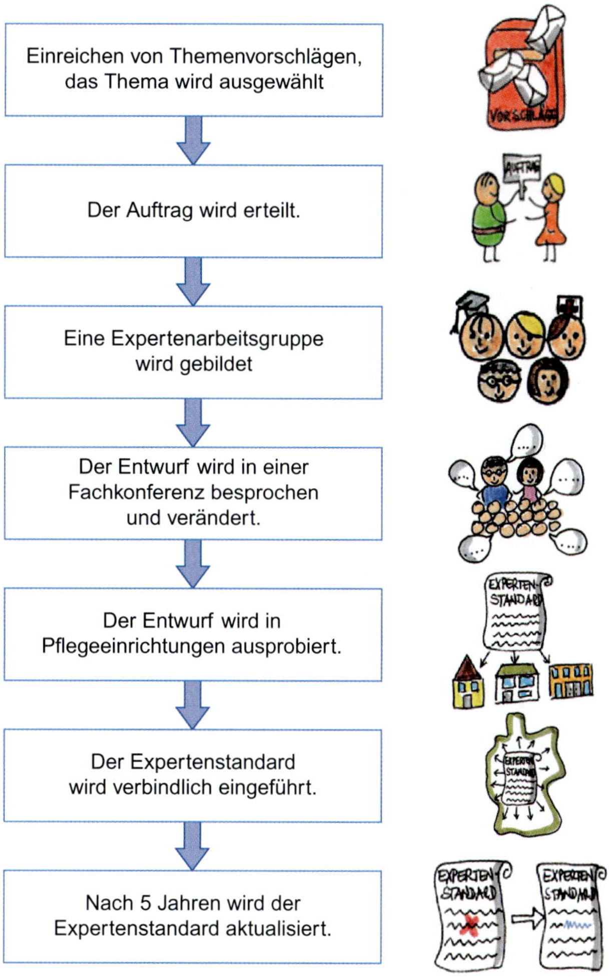

Abb. 8.1 Entwicklungsprozess eines Expertenstandards [P797, L143]

8

8.1 Welche Expertenstandards gibt es?

In Deutschland gibt es Expertenstandards zu folgenden Themen:

- *Dekubitusprophylaxe* in der Pflege
- **Entlassungsmanagement** in der Pflege
- Schmerzmanagement in der Pflege
- *Sturzprophylaxe* in der Pflege
- *Kontinenzförderung* in der Pflege
- Pflege von Menschen mit chronischen Wunden

- Ernährungsmanagement zur Sicherung und Förderung der *oralen Ernährung* in der Pflege
- Beziehungsgestaltung in der Pflege von Menschen mit Demenz
- Förderung der Mundgesundheit in der Pflege
- Erhaltung und Förderung der Hautintegrität in der Pflege
- Förderung der *physiologischen* Geburt

Merkhilfe

Der **Expertenstandard Dekubitusprophylaxe in der Pflege** war der erste Expertenstandard in Deutschland. Er wurde im Jahr 2010 entwickelt. Die zweite Aktualisierung fand 2017 statt.

Aufbau eines Expertenstandards

Jeder Expertenstandard hat den gleichen Aufbau. Es gibt theoretische Informationen zum Hintergrund und zur Literaturstudie. Und es gibt konkrete Handlungsanweisungen.

Beispiel: Der Expertenstandard Dekubitusprophylaxe in der Pflege

An wen richtet sich der Standard?

- Pflegefachpersonen
- Patienten, die ein erhöhtes Dekubitusrisiko haben
- Angehörige

Was braucht man, um den Standard umzusetzen?

- Ausgebildete Pflegefachpersonen, die die Maßnahmen kennen.
- Hilfsmittel. Zum Beispiel: Anti-Dekubitus-Matratzen, Wechseldruckauflagen oder Lagerungshilfen.
- Regelmäßige Kontrollen des Hautzustands.

Was genau sollen Pflegefachpersonen tun?

- Risiko einschätzen: Pflegefachpersonen ermitteln das Risiko für einen Dekubitus mit speziellen Skalen. Zum Beispiel: Braden-Skala.
- Maßnahmen durchführen: Pflegefachpersonen lagern den Patienten regelmäßig um. Dadurch werden Druckstellen entlastet.

Beispiel: Pflegefachpersonen lagern den Patienten alle zwei Stunden um. Sie beobachten die Haut täglich auf Rötungen oder Druckstellen. Pflegefachpersonen informieren den Patienten und Angehörige, wie wichtig Bewegung und Lagerung sind.

Wie misst man, ob es funktioniert hat?

- Kein Patient hat Druckgeschwüre entwickelt.
- Patienten haben eine gesunde Haut ohne Rötungen oder Wunden.

Wissenschaftliche Begründung
Es werden Studien genannt. Diese Studien zeigen: regelmäßiges Umlagern oder Anti-Dekubitus-Matratzen helfen dabei, Druckgeschwüre zu vermeiden.
Die Handlungsanweisungen sind in einer Tabelle zusammengefasst:

- **Zielsetzung.** Zum Beispiel: Jeder Patient oder Bewohner mit Dekubitusgefahr erhält eine Prophylaxe, die die Entstehung eines Dekubitus verhindert.
- **Begründung.** Zum Beispiel: Ein Dekubitus gehört zu den gravierenden Gesundheitsproblemen pflegebedürftiger Patienten und Bewohner.
- **Strukturkriterien**. Zum Beispiel:
  - Die Pflegefachperson verfügt über die Kompetenz, die Wirksamkeit der prophylaktischen Maßnahmen zu beurteilen.
  - Die Einrichtung stellt folgende *Ressourcen* zur Verfügung: zur Erfassung von Dekubitus sowie zur Bewertung der Dekubitusprophylaxe.
- **Prozesskriterien**. Zum Beispiel:
  - Die Pflegefachperson begutachtet den Hautzustand des gefährdeten Patienten oder Bewohners. In welchen Zeitabständen die Begutachtung gemacht wird, wird **individuell** festgelegt.

- **Ergebniskriterien.** Zum Beispiel:
  - Der Patient oder Bewohner hat keinen Dekubitus.
  - In der Einrichtung liegen folgende Zahlen vor: zur Dekubitushäufigkeit sowie zur Wirksamkeit der Dekubitusprophylaxe.

Praxistipp

Anwendung von Expertenstandards in der Pflege

Der **Expertenstandard** ist ein wissenschaftlich fundierter Leitfaden, der die Pflegequalität verbessert.

Beispiel: Dekubitusprophylaxe in der Pflege

Ein immobiler Patient wird alle zwei Stunden neu positioniert. Die Pflegefachpersonen dokumentieren, wann und wie das gemacht wurde. Jeden Tag wird die Haut kontrolliert. Die Ergebnisse werden in der Patientenakte festgehalten.

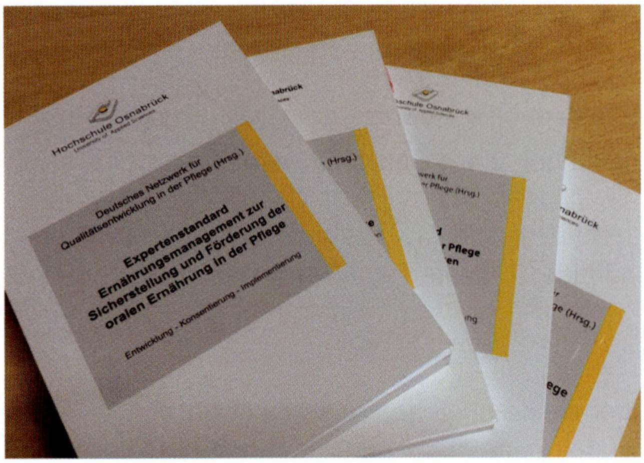

Abb. 8.2 Expertenstandards des DNQP [P644]

8.2 Expertenstandard Entlassungsmanagement

Begriffserklärung

Entlassungsmanagement
Das Entlassungsmanagement ist ein Prozess im Gesundheitswesen. In diesem Prozess kümmert man sich bereits im Krankhaus um alle wichtigen Dinge im Zusammenhang mit der Entlassung eines Patienten. **Ziel:** Ein Patient wird nach einem Krankenhausaufenthalt zu Hause oder in einer Pflegeinrichtung gut betreut. Dazu zählt: das Organisieren von Medikamenten, von Hilfsmitteln, eines Pflegedienstes oder von weiteren Behandlungen.

Das Entlassungsmanagement beginnt bereits bei der Aufnahme eines Patienten. Zum Entlassungsmanagement gehören Maßnahmen zur Überleitung

- vom Krankenhaus zur **ambulanten** Versorgung daheim.
- vom Krankenhaus zur Versorgung in einer Pflegeeinrichtung.

Ziele sind:

- lückenlose Versorgung des Patienten
- Entlastung des Patienten
- Kommunikation zwischen allen Beteiligten
- Zeitersparnis

Der Patient steht im Mittelpunkt des Entlassungsmanagements. Seine Bedürfnisse werden berücksichtigt. Zum Beispiel: Möchte der Patient Unterstützung zu Hause? Angehörige übernehmen oft die häusliche Betreuung. Angehörige müssen informiert werden. Und sie müssen in die Planung einbezogen werden. Zum Beispiel: Bei der Organisation von Pflegehilfsmitteln.

Beteiligte im Entlassungsmanagement

Beim Entlassungsmanagement sind viele Berufsgruppen beteiligt. Alle arbeiten zusammen, um die Entlassung des Patienten bestmöglich zu gestalten. Jede beteiligte Person hat dabei eine konkrete Aufgabe:

- **Der Arzt im Krankenhaus** schreibt den Entlassungsbrief mit Informationen zur Diagnose, Behandlung und weiteren Maßnahmen. Der Arzt verordnet: Medikamente, Hilfsmittel oder Nachsorgebehandlungen wie Reha. Der Arzt entscheidet über die medizinische Notwendigkeit einer häuslichen Pflege oder anderer Maßnahmen.
- **Pflegefachpersonen im Krankenhaus** informieren Patienten und Angehörige über den Pflegebedarf, Medikamente und Wundversorgung. Pflegefachpersonen übergeben wichtige Informationen an nachfolgende Pflegefachpersonen oder Pflegedienste.
- **Physiotherapeuten, Ergotherapeuten und andere Therapeuten** führen die verordnete Therapie durch
- **Seelsorger und Psychologen** kümmern sich um den Patienten und gehen auf seine Bedürfnisse ein. Zum Beispiel. Möchte ein Patient beten?
- **Hilfsmittelberater** beraten zu Hilfsmitteln. Zum Beispiel: Pflegebett, Rollstuhl.
- **Der Sozialdienst** hilft bei der Organisation der Entlassung. Der Sozialdienst kümmert sich um weiterführende Maßnahmen. Zum Beispiel: Anträge zur Kostenübernahme.
- **Verwaltung, Kostenträger: Krankenkassen** und **Pflegekassen** prüfen und genehmigen Kostenübernahmen für Medikamente, Hilfsmittel, Reha oder Pflege.
- **Selbsthilfegruppen:** Menschen mit der gleichen Krankheit oder dem gleichen Problem treffen sich in einer Gruppe und tauschen sich aus.
- **Externe Dienstleister:** zum Beispiel: *Stomatherapeut*.

Nach der Entlassung übernimmt

- **der Hausarzt** die weitere Betreuung des Patienten. Der Hausarzt führt notwendige Kontrollen durch. Zum Beispiel: Bluttests oder Anpassungen von Medikamenten.
- **der ambulante Pflegedienst oder die Pflegefachperson in der Einrichtung** die Pflege. Zum Beispiel: Körperpflege, Wundversorgung oder Medikamentengabe.

Praxistipp

Die Pflegefachperson kontrolliert:

- Ist die Entlassungsplanung gut vorbereitet?
- Kann die Entlassungsplanung umgesetzt werden?
- Ist der Bedarf für die Versorgung nach der Entlassung abgedeckt?

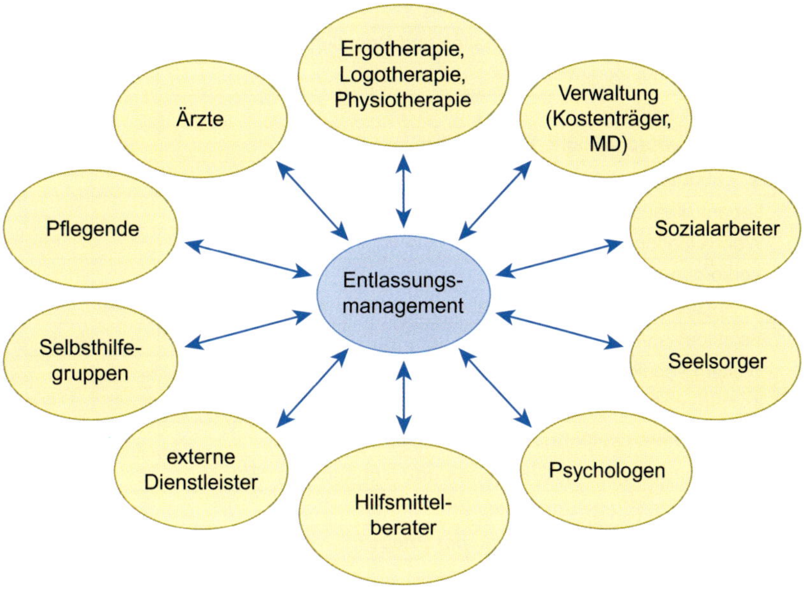

Abb. 8.3 Beteiligte beim Entlassungsmanagement
[L234]

8.3 Case Management oder Fallmanagement

Begriffserklärung

Case Management ist Englisch und bedeutet: **Fallmanagement**.
Case Management ist ein Instrument zur **Qualitätssicherung** und wird auch in der Pflege eingesetzt.
Ziel: Ein Patient soll möglichst gut versorgt werden. Dabei sollen Zeit und Geld gespart werden. Zum Beispiel: keine Doppelung von Untersuchungen.

Initiales Assessment im Rahmen der Entlassungsplanung

Patientenname

Patient hat bereits professionelle ambulante Pflege ❑
Patient lebt im Heim ❑

Bereiche des Versorgungsbedarfs	nein	ja
1. Verrichtungen und Aktivitäten des täglichen Lebens		
Körperpflege		
Ausscheiden		
An- und auskleiden		
Ernährung		
Mobilität		
Kommunikation		
Soziale Bereiche des Lebens sichern		
Situationsangemessenes Verhalten und Orientierung		
Für Sicherheit sorgen		
Sich beschäftigen		
2. Hauswirtschaftliche Versorgung		
3. Lebenssituation-, Wohn- und Versorgungssituation		
Lebenssituation		
Wohnsituation		
Versorgungssituation		
Lebensverändernde Ereignisse		
Sozialbelastetes Umfeld		
Weitere Aspekte		
4. Hilfsmittel		
5. Rehabilitative Maßnahmen und Trainings		
6. Besonderheiten in Diagnostik und Behandlung		
7. Spezielle Pflege und Pflegesituationen		
8. Leistung und Finanzierung der Pflege		
9. Betreuung und Schutz		
10. Andere Service-Dienste		

Datum __________ Unterschrift ______________________________

Abb. 8.4 Beispiel für eine Einschätzung zum Entlassungsprozess [M672, T221]

Ein Case Manager kümmert sich darum, dass der Patient die passende Unterstützung bekommt. Der Case Manager stimmt die verschiedenen Aufgaben aufeinander ab.
Case Management wird vor allem in folgenden Fällen angewendet:

- bei Menschen mit hohem Pflegebedarf
- bei Menschen mit chronischen Krankheiten
- bei Menschen nach einem langen Krankenhausaufenthalt
- bei Menschen mit psychischen Erkrankungen
- bei Menschen in schwierigen sozialen Situationen. Zum Beispiel: Obdachlosigkeit.

Case Management läuft in mehreren Schritten ab:

1. **Bedarf ermitteln:** Der Case Manager spricht mit dem betroffenen Menschen. Er informiert sich, welche Probleme oder Bedürfnisse vorliegen. Zum Beispiel: Benötigt die Person Pflege, Therapie oder Unterstützung im Alltag?
2. **Unterstützung planen:** Der Case Manager erstellt einen Plan. Dieser Plan legt fest, welche Hilfen die Person braucht. Zum Beispiel: Hilfe durch einen **ambulanten** Pflegedienst, Hilfe beim Antrag auf Pflegegeld, Beratung zur Wohnungssuche.
3. **Unterstützung organisieren**: Der Case Manager sorgt dafür, dass alle Hilfsangebote aufeinander abgestimmt werden. Zum Beispiel: Der Hausarzt, die Pflegefachperson und der Physiotherapeut arbeiten zusammen, damit der Patient die beste Betreuung bekommt.
4. **Plan umsetzen:** Der Case Manager organisiert die notwendigen Schritte. Zum Beispiel: Termine vereinbaren, Hilfsmittel wie Rollstühle beantragen, Ansprechpartner vermitteln, Überwachung und Anpassung der Maßnahmen. Der Case Manager überprüft, ob die Maßnahmen funktionieren. Bei Bedarf passt er den Plan an. Zum Beispiel: Wenn der Pflegedienst nicht ausreicht, dann wird eine zusätzliche Unterstützung organisiert.

8

Fallbeispiel

Case Management bei der Entlassung von Herrn Mayer

Herr Mayer ist 84 Jahre alt. Er hatte vor 2 Wochen einen Herzinfarkt. Nach der Akutbehandlung soll Herr Mayer in 2 Tagen aus dem Krankenhaus nach Hause entlassen werden.
Der Case Manager

- bespricht mit Herrn Mayer die notwendige Unterstützung. Braucht Herr Mayer Hilfe beim Waschen? Braucht Herr Mayer Hilfe bei der Einnahme von Medikamenten?
- plant die Unterstützung. Der Case Manager organisiert einen Pflegedienst. Der Case Manager leitet die Schritte zur Beantragung eines Pflegegrades ein.
- informiert die Angehörigen über den Entlassungstermin. Und er informiert die Angehörigen über die notwendige Unterstützung für Herrn Mayer.
- überprüft, ob die Maßnahmen funktionieren. Der Case Manager führt Anpassungen im Plan durch, wenn die Maßnahmen nicht funktionieren.

Case Manager

- helfen dem Patienten, einen Versorgungsplan zu erstellen.
- stimmen die Leistungen ab, die der Patient erhält.
- verbessern die Betreuungssituation.
- stellen sicher, dass Behandlungsziele erreicht werden.
- bewerten die Patientenversorgung.

Praxistipp

Pflegefachpersonen können sich zum Case Manager weiterbilden.
Case Manager arbeiten in Krankenhäusern, Reha-Einrichtungen, Pflegeeinrichtungen und bei **Krankenkassen**.

9 Abkürzungen und Fachwörter

Hier finden Sie Erklärungen für wichtige Abkürzungen und Fachwörter aus diesem Buch. Beide Listen sind nach dem Alphabet geordnet.

Abkürzungen

Abkürzung	Bedeutung	Erklärung
§	Zeichen für Paragraf	Paragrafen teilen Gesetzesbücher in verschiedene Abschnitte auf.
§ 6 PflBG	**Pfl**ege**b**erufe**g**esetz Paragraf 6	Paragraf 6 des Pflegeberufegesetzes regelt die einheitliche und umfassende Ausbildung in den Pflegeberufen. So wird eine professionelle und qualifizierte Pflege in allen Versorgungsbereichen sichergestellt.
AMG	**A**rznei**m**ittel**g**esetz	Regelungen zur Sicherheit und Zulassung von Arzneimitteln
APN	**A**dvanced **P**ractice **N**ursing oder **A**dvanced **P**ractice **N**urse	Advanced Practice Nursing ist eine erweiterte und spezialisierte Ausbildung von Pflegefachpersonen. Diese Pflegefachpersonen übernehmen eigenständige Aufgaben. Zum Beispiel: Diagnostik, Therapie oder Beratung. Advanced Practice Nurse bedeutet übersetzt: Pflegeexperte oder Pflegeexpertin.
AOK	**A**llgemeine **O**rtskranken**k**assen	eine Krankenkasse
ATA	**A**nästhesie**te**chnischer **A**ssistent	ATAs arbeiten in der Anästhesie. Die Ausbildung dauert 3 Jahre.
BfArM	**B**undesinstitut **f**ür **Ar**zneimittel und **M**edizinprodukte	eine deutsche Behörde
BKK	**B**etriebs**k**ranken**k**assen	eine Krankenkasse
BMFSFJ	**B**undes**m**inisterium für **F**amilie, **S**enioren, **F**rauen und **J**ugend	eine deutsche Behörde
BMG	**B**undes**m**inisterium für **G**esundheit	eine deutsche Behörde
BRK	**B**ayerisches **R**otes **K**reuz	Bayerische Hilfsorganisation. Das BRK bietet zum Beispiel Rettungsdienst an.
BZgA	**B**undes **z**entrale für **g**esundheitliche **A**ufklärung	eine deutsche Behörde

Abkürzung	Bedeutung	Erklärung
CT	**C**omputer**t**omographie	Röntgentersuchung zur genaueren Darstellung des Körpers
DBfK	Deutscher Berufsverband für Pflegeberufe	ein Zusammenschluss von Pflegenden
DBVA	**D**eutscher **B**erufs**v**erband für **A**ltenpflege e. V.	ein Zusammenschluss von Altenpflegekräften
DIMDI	**D**eutsches **I**nstitut für **M**edizinische **D**okumentation und **I**nformation	eine Plattform für medizinische Informationen und Datenbanken
DKG	**D**eutsche **K**rankenhaus**g**esellschaft	Ein Verband, der die Interessen der Krankenhäuser vertritt.
DNQP	**D**eutsche **N**etzwerk für **Q**ualitätsentwicklung in der **P**flege	Institut mit dem Schwerpunkt, die Qualität in der Pflege zu verbessern.
DRG-Systems	**D**iagnosis **r**elated **g**roup	Diagnosebezogene Fallgruppe. Das bedeutet: eine Fallpauschale, die sich auf eine bestimmte Diagnose bezieht. Es handelt sich dabei um ein Abrechnungssystem.
EDV	**E**lektronische **D**aten**v**erarbeitung	die Arbeit mit Daten am Computer
EFQM-Modell	**E**uropean **F**oundation for **Q**uality **M**anagement	Name eines Qualitätsmanagementinstruments
EK	**E**rsatz**k**assen	Überbegriff für bestimmte Krankenkassen
ePA	**e**lektronische **P**atienten**a**kte	
GKV	**g**esetzliche **K**ranken**v**ersicherung	sichert das Lebensrisiko Krankheit ab
GOÄ	**G**ebühren**o**rdnung für **Ä**rzte	Die GOÄ ist eine rechtliche Grundlage. Die GOÄ bestimmt die Höhe der Gebühren, die Ärzte für Behandlungen abrechnen dürfen.
ICN	**I**nternational **C**ouncil of **N**urses	Name für den Weltbund der Pflegenden. Es sind über 130 nationale Pflegeverbände zusammengeschlossen.
IfSG	**I**nfektions**s**chutz**g**esetz	Grundlage für den Infektionsschutz und die Bekämpfung von Epidemien und Pandemien
IG Metall	Gewerkschaft für die Industrie	eine Gewerkschaft
IGeL	**I**ndividuelle **Ge**sundheits**l**eistungen	Medizinische Leistungen, die nicht von der gesetzlichen Krankenkasse übernommen werden.
IKK	**I**nnungs**k**ran**k**enkassen	eine Krankenkasse
IQ-Netzwerk	**I**ntegration durch **Q**ualifikation	Unterstützungsprogramm für ausländische Pflegefachpersonen
ISO-Normen	**I**nternational **O**rganization for **S**tandardization deutsch: Internationale Organisation für Normung	Richtlinien für die Qualitätssicherung

Abkürzung	Bedeutung	Erklärung
IT	**I**nforma**t**ionstechnologie	Die IT beschäftigt sich mit dem dem Verarbeiten, Speichern und Übertragen von Informationen durch Computer.
KTQ	**K**ooperationsgemeinschaft für **T**ransparenz und **Q**ualität im Krankenhaus	Qualitätsmanagement-Werkzeug
LKK	**L**andwirtschaftliche **K**ranken**k**asse	eine Krankenkasse
MD	**M**edizinischer **D**ienst	eine Prüforganisation für medizinische Leistungen
MRT	**M**agnet**r**esonanz**t**omographie	Untersuchung zur genaueren Darstellung des Körpers ohne Röntgenstrahlung
MVZ	**m**edizinische **V**ersorgungs**z**entren	Einrichtungen, in denen mehrere Ärzte verschiedener Fachrichtungen zusammenarbeiten. Ziel: das Anbieten einer umfassenden ambulanten medizinischen Versorgung.
NBA	**N**eues **B**egutachtungs**a**ssessment	Instrument zur Bewertung der Pflegebedürftigkeit
OP	**Op**eration	Medizinischer Eingriff in den Körper mit Instrumenten. Zur Therapie oder Diagnostik.
PDCA	Plan, Do, Check, Act	Qualitätszirkel
PEI	**P**aul-**E**hrlich-**I**nstitut	Einrichtung zur Überwachung von Impfstoffen und Arzneimitteln
PflAPrV	**A**usbildungs- und **Pfl**ege**pr**üfungs**v**erordnung in der Pflege	ein Gesetz
PflBG	**Pfl**ege**b**erufe**g**esetz	ein Gesetz
PKV	**P**rivate **K**ranken**v**ersicherung	Alternative zur gesetzlichen Krankenversicherung
RKI	**R**obert **K**och-**I**nstitut	nationale Behörde für Infektionskrankheiten und Gesundheitsüberwachung
PPR	**P**flege**p**ersonal**r**egelung	gibt Angaben zum Bedarf an Pflegepersonal in der stationären Krankenpflege
SGB V	Sozialgesetzbuch, fünftes Buch	Teil des Gesetzes mit Regelungen zur gesetzlichen Krankenversicherung
SGB XI	Sozialgesetzbuch, elftes Buch	Teil des Gesetzes mit Regelungen zur Pflegeversicherung
ver.di	Gewerkschaft für den öffentlichen Dienst	eine Gewerkschaft
WHO	**W**orld **H**ealth **O**rganisation	Weltgesundheitsorganisation
ZSBA	**Z**entrale **S**ervicestelle **B**erufs**a**nerkennung	eine Behörde für die Anerkennung von Berufen

9

Fachwörter

Im Buch ist eine Auswahl von Fachwörtern fett gedruckt und gelb hinterlegt. Hier finden Sie die Erklärung zu diesen Fachwörtern.

A	
akademisch	erlerntes Wissen von einer Hochschule oder Universität
ambulant	Patienten können nach der Behandlung die Einrichtung wieder verlassen, ohne dort übernachten zu müssen.
ambulante pflegerische Versorgung	Menschen mit Pflegebedarf leben zu Hause. Dort erhalten sie medizinische, pflegerische oder hauswirtschaftliche Unterstützung.
anonym	unbekannt, ohne Angabe des Namens
Audit	lateinisch audire = zuhören, anhören Überprüfung, Befragung, Untersuchung
B	
Bachelor of Science	Abschluss nach einem Studium
Begutachtungsassessment des Medizinisches Dienstes	Verfahren, um die Pflegebedürftigkeit eines Menschen zu begutachten. Das Ergebnis ermittelt den Pflegegrad eines Menschen. Und die mit dem Pflegegrad verbundenen Leistungen.
Beitragsbemessungsgrenze	Ein festgelegter Geldbetrag. Wenn ein Arbeitnehmer mehr verdient als diesen Geldbetrag, dann werden seine Beiträge zur Sozialversicherung nicht mehr prozentual auf das Gehalt bezogen errechnet. Der Arbeitnehmer zahlt dann einen feststehenden Höchstbeitrag. Dafür gibt es auch diese Bezeichnung: Der Beitrag ist gedeckelt.
Beitragssatz	Der Beitragssatz ist der Prozentsatz des Einkommens, den man für eine Versicherung zahlen muss.
Berufskammer	Eine gewählte Vertretung eines Berufstandes. Jeder Mensch, der in diesem Beruf arbeitet, muss Mitglied sein. Und jedes Mitglied muss einen Mitgliedsbeitrag bezahlen. Eine Kammer stellt Regeln für die Ausübung des Berufs auf und überwacht diese. Das heißt: Selbstverwaltung. Die Regelung fällt in die Zuständigkeit eines Bundeslandes. Viele Berufe haben schon lange eine Kammer. Zum Beispiel: Ärztekammer.
Berufsverband	Interessenvertretung einer Berufsgruppe. Freiwilliger Zusammenschluss von Angehörigen eines Berufs mit dem Ziel, berufspolitische Interessen durchzusetzen.
Beschwerde	Aussage der Unzufriedenheit in Bezug auf eine erbrachte Leistung.
Beschwerdemanagement	systematischer Umgang mit Beschwerden
Breast Care Nurse	Pflegefachkraft mit der Spezialisierung zur Pflege von Patientinnen mit Brustkrebserkrankungen
C	
Case Management	Fallmanagement

D	
Defizit	Mangel, Fehlen von etwas
Demografie	Bevölkerungswissenschaft. Es wird untersucht, wie sich die Zusammensetzung der Bevölkerung verändert.
Drittstaaten	Staaten, die nicht Mitglied der Europäischen Union sind.
dual	zwei Möglichkeiten
E	
Entlassungsmanagement	Ein geregelter Prozess im Gesundheitswesen. Das Entlassungsmanagement stellt sicher, dass Patienten nach einem Krankenhausaufenthalt gut betreut werden. Es soll sicherstellen, dass nach der Entlassung wichtige Dinge organisiert sind. Zum Beispiel: Medikamente, Pflege oder weitere Behandlungen.
Ethikkodex für Pflegende	Der Ethikkodex für Pflegende ist ein Leitfaden. Dieser Leitfaden legt Verhaltensweisen für Pflegefachpersonen fest. Zum Beispiel: Respekt und Würde vor dem Patienten, Vertraulichkeit, Datenschutz oder Verantwortung.
EU-Land	Ein Land, das zur Europäischen Union gehört.
Existenzminimum	Benötigtes Geld, um notwendige Dinge zum Leben kaufen zu können. Zum Beispiel: Essen, Kleidung, Wohnungsmiete.
Expertenstandard	übergreifende Leitlinien für die Pflege
extern	von außerhalb
F	
Finanzierung	Alle Aufgaben und Maßnahmen zur Beschaffung von Geld, um bestimmte Dinge zu bezahlen.
Föderalismus	Jedes Bundesland ist eigenständig für bestimmte Aufgaben zuständig.
Fortbildung	Aktualisierung und Verbesserung von vorhandenem Wissen. Dabei wird keine neue Qualifikation erworben.
G	
Gesundheitsfonds	Ein Fonds ist eine Form der Geldanlage. Mehrere Geldgeber legen für ein Projekt ihr Geld zusammen. Gesundheitsfonds: eine besondere Art der Geldanlage zur Finanzierung der gesetzlichen Krankenkassen. Das Geld kommt aus den Beiträgen der Arbeitnehmer, Arbeitgeber und dem Bundeszuschuss.
Generalistische Pflegeausbildung	3 Pflegeberufe wurden in ein neues Berufsbild zusammengeführt. Das neue Berufsbild orientiert sich am Lebensalter der Patienten: Altenpflege, Gesundheits- und Krankenpflege, Gesundheits- und Kinderkrankenpflege.
Gewerkschaft	Vereinigung von Arbeitnehmern, die ihre gemeinsamen Interessen gegenüber den Vereinigungen der Arbeitgeber vertreten.
Grundversorgung	Medizinische Versorgung, die von den gesetzlichen Krankenkassen bezahlt wird.

H	
Heimaufsichtsprüfung	Die Heimaufsichtsbehörde überprüft die Leistungen und Zustände in Pflegeeinrichtungen, Wohnstätten und Hospizen. Rechtliche Grundlage ist das Heimgesetz (HeimG).
Hierarchie	Rangordnung. Menschen werden verschiedenen Stufen zugeordnet. Eine höhere Stufe bedeutet mehr Macht und mehr Verantwortung. Zum Bespiel: Der Chef einer Abteilung hat die höchste Stufe und trifft die Entscheidungen. Ein Mitarbeiter ist in einer unteren Stufe und führt die Anweisungen aus.
I	
Implementierung	Ein Entwurf wird umgesetzt. Zum Beispiel: bei Gesetzen und Verordnungen. Implementierung eines Expertenstandards bedeutet: Die Inhalte eines Expertenstandards werden in der Versorgung von Patienten angewendet.
individuell	eigen, persönlich, einzeln
inter-	zwischen
interdisziplinär	Fachübergreifend. Zusammenarbeit mit anderen Fachrichtungen. Zum Beispiel: Pflegepersonal und Ärzte
intra-	innerhalb
intradisziplinär	Zusammenarbeit innerhalb einer Fachrichtung. Zum Beispiel: alle Pflegefachpersonen.
K	
Kostenträger	Behörden und Menschen, die für die Finanzierung von Leistungen verantwortlich sind.
Krankenkasse	Eine Behörde, bei der man sich versichert. Im Falle einer Krankheit oder Behandlung werden die Kosten ganz oder teilweise von der Krankenkasse übernommen.
Kuration	Heilung
Kurzzeitpflege	pflegerische Betreuung in einer Pflegeeinrichtung nur für einen kurzen Zeitraum
L	
Leistungsempfänger	Ein Empfänger von Leistungen. Zum Beispiel: Ein Mensch bekommt eine Untersuchung.
Leistungserbringer	Ein Erbringer von Leistungen. Zum Beispiel: Pflegeeinrichtungen.
Leitbild	Beschreibung von Werten, Überzeugungen und Prinzipien einer Klinik oder Pflegeeinrichtung.
M	
Medizinisches Versorgungszentrum	Einrichtung, in der mehrere Ärzte verschiedener Fachrichtungen zusammenarbeiten. Das Ziel ist, eine umfassende ambulante medizinische Versorgung anzubieten.

O	
Organigramm	Ein Organigramm ist eine Grafik. Die Grafik zeigt, wie eine Organisation aufgebaut ist. Das Organigramm gibt Antworten auf folgende Fragen: Welche verschiedenen Abteilungen gibt es?, Wer ist wem unterstellt?, Wer hat welche Aufgaben?
P	
Pain Nurse	englisch pain = Schmerzen englisch nurse = Pflegefachperson Fachkraft in der Pflege. Die Pain Nurse ist zuständig für die Schmerztherapie.
palliative Pflege	Symptomlinderung
Pflegeberufe-Ausbildungs- und Prüfungsverordnung	Eine Ergänzung zum Pflegeberufegesetz. Diese Verordnung regelt die Einzelheiten der Ausbildung.
Pflegeberufegesetz	Dieses Gesetz regelt die Ausbildung zur Pflegefachfrau und zum Pflegefachmann. Das Gesetz regelt auch die Ausübung des Berufes in der Pflege.
Pflegekammer	Kammer für die Profession Pflege
Pflegekasse	Versicherung, die pflegebedürftigen Menschen hilft. Die Pflegekasse gibt finanzielle Unterstützung für Pflegeleistungen.
Pflegeklassifikationssystem	Methode zur Beschreibung und Organisation von: Pflegeleistungen, Pflegeproblemen und Pflegeergebnissen. Es dient zur: Strukturierung der Pflegepraxis, Dokumentation des Pflegeprozesses und Qualitätsverbesserung.
Pflegeorganisationssystem	Beschreibung der Organisation von Pflege in Krankenhäusern, Pflegeeinrichtungen oder ambulanten Pflegediensten.
Pflegesatz	Kosten für die Pflege in einer Pflegeeinrichtung. Dazu gehören allgemeine Pflegeleistungen und Förderung der Aktivitäten im Alltag. Der Pflegesatz wird in der Pflegesatzvereinbarung ausgehandelt.
Pflegestandard	Pflegerische Maßnahmen, die in einer bestimmten Pflegesituation angewendet werden sollen. Zum Beispiel: Standardpflegeplan zur Pneumonieprophylaxe.
Pflegevertrag	Ein schriftlicher Vertrag zwischen Pflegedienst und dem Pflegeempfänger. Der Vertrag gibt genau an • welche Leistungen der Pflegeempfänger bekommt. • wie viel Geld das kostet.
Pflegevisite	Pflegefachpersonen und andere Personen des Pflegeteams kommen zum Patienten. Der Pflegezustand des Patienten wird überprüft. Der Pflegeplan wird bewertet. Bei Bedarf wird der Pflegeplan angepasst.
Prävention	Vorbeugung

P	
Praxis	Das Wort Praxis hat mehrere Bedeutungen: 1. Einrichtung, in der ein Arzt arbeitet. Zum Beispiel: Hausarztpraxis, Zahnarztpraxis. 2. Bezieht sich auf die Anwendung von theoretischem Wissen im beruflichen Alltag. Zum Beispiel auf Station oder in der Pflegeeinrichtung.
primärqualifizierendes Studium Pflege	primär: an erster Stelle qualifizierend: besondere Kompetenzen werden erworben Ein primärqualifizierendes Studium in der Pflege bedeutet: Die gesamte berufliche Ausbildung findet an einer Hochschule statt. Zugleich arbeitet die Hochschule mit Einrichtungen zusammen, um die Praxiseinsätze sicherstellen zu können. Es handelt sich also um eine hochschulische Erstqualifizierung mit Berufszulassung. Der Abschluss ist: Bachelor of Science.
professionell	Eine Aufgabe wird mit viel Wissen und Erfahrung erledigt.
Q	
Qualität	Gesamtheit von Eigenschaften einer Sache. Die Qualität beschreibt, wie gut eine Sache ist.
Qualitätsmanagementhandbuch	Nachschlagewerk mit Informationen zu Arbeitsabläufen in einer Organisation.
Qualitätsmanagementsystem	Ein System von festen Regeln und Abläufen. Es sorgt dafür, dass die Qualität in einem Unternehmen oder einer Einrichtung ständig verbessert wird.
Qualitätssicherung	Alle Maßnahmen zur Schaffung und Erhaltung der Qualität eines Produktes oder eines Prozesses.
Qualitätszirkel	interne Arbeitsgruppe als Maßnahme zur Qualitätssicherung
R	
Rehabilitation	Wiederherstellung, Wiedereingliederung
S	
Solidarität	Gegenseitige Unterstützung. Der Stärkere kommt für den Schwächeren auf.
Solidaritätsprinzip	Alle Bürger in Deutschland tragen gemeinsam die Kosten, die durch Krankheit entstehen können. Die Beiträge zur Sozialversicherung hängen vom Einkommen ab. Wer mehr verdient, der zahlt auch mehr Geld in die Versicherung ein. Alle Bürger haben den gleichen Anspruch auf medizinische Leistungen.
soziale Sicherung	Maßnahmen, die Menschen vor wirtschaftlichen und sozialen Risiken absichern.
stationär	Pflegerische oder medizinische Behandlung, für die eine Person auf einer Station im Krankenhaus oder in einer Pflegeeinrichtung aufgenommen wird. Die Person bleibt zur Behandlung, Untersuchung oder Pflege mindestens eine Nacht. Das Gegenteil ist eine ambulante Behandlung. Der Patient geht nach der Versorgung wieder nach Hause.

S	
stationäre Langzeitpflege	pflegerische Betreuung in einer Pflegeeinrichtung
Symptom	Krankheitszeichen
T	
Theorie	Wissen über ein Thema, das durch Nachdenken und Forschung entsteht. Eine Theorie hilft dabei, Zusammenhänge zu verstehen.
V	
Versicherungsprinzip	Das Versicherungsprinzip beruht auf der gemeinsamen Absicherung von Risiken durch viele Personen. Jeder Bürger zahlt in die Versicherung ein. Wenn ein Mensch in eine Notlage kommt, dann erhält er Geld von der Versicherung.
Versorgungsvertrag	Ein Vertrag zwischen Pflegedienst und Pflegekasse. Dieser Vertrag regelt die Bedingungen für die Versorgung. Zum Beispiel: Anzahl der Mitarbeiter, Anwendung von Expertenstandards.
Visite	Die behandelnden Personen kommen zum Patienten. Der aktuelle Zustand des Patienten wird gemeinsam besprochen.
W	
Weiterbildung	Erlernen von neuen Fähigkeiten und neuem Wissen. Damit erlangt man eine Qualifikation für einen bestimmten Bereich.
Wohlfahrtsverband	Eine gemeinnützige Organisation. Das bedeutet: Ein Verein handelt für die Gemeinschaft. In Deutschland gibt es viele Wohlfahrtsverbände. Zum Beispiel: Deutsches Rotes Kreuz.
Z	
Zertifizierungsprüfung	Prüfer kommen in eine Einrichtung. Die Prüfer prüfen, ob festgelegte Kriterien eingehalten werden. Die Kriterien stehen in einem Handbuch. Wenn diese Kriterien eingehalten werden, dann bekommt die Einrichtung ein Zertifikat. Diese Prüfung wird auch Audit genannt.

Verwendete Literatur

Bartoszek, G., Stephan, A., Kommerell, T. (2025). Pflegewissenschaft und Evidence-based Nursing (EBN). In C. Keller, *PFLEGEN Grundlagen und Interventionen*, 4. Aufl. München: Elsevier.

Huhn, S. (2021). Organisation der Pflegetätigkeit. In K. Altmann/C. Keller, *Pflegeassistenz heute,* 1. Aufl. München: Elsevier.

Jaek, E. (2021). Recht. In K. Altmann/C. Keller, *Pflegeassistenz heute*, 1. Aufl. München: Elsevier.

Regnet, N. (2024). *Checklisten Pflegeplanung,* 6. Aufl. München: Elsevier.

Mayer, H., Lehmann, Y. (2023). Pflegewissenschaft. In N. Menche/C. Keller/B. Teigeler, *Pflege Heute,* 8. Aufl. München: Elsevier.

Salaja, A.-M. (2025). Organisation der Pflegearbeit. In C. Keller, *PFLEGEN Grundlagen und Interventionen*, 4. Aufl. München: Elsevier.

Siefarth, T. (2023). *Aufbauwissen Pflege Recht.* 2. Aufl. München: Elsevier.

Abbildungsnachweis

Hinter den Texten zu den Abbildungen steht eine Angabe in eckigen Klammern. Zum Beispiel: [L138]. Diese Angabe nennt man Urheber der Abbildung.

A400	Reihe Pflege konkret, Elsevier/ Urban & Fischer
G905-002	Beck-Texte im dtv: Sozialgesetzbuch mit Sozialgerichtsgesetz: SGB, 53. A. 2024, dtv Verlagsgesellschaft mbH & Co. KG, München; Umschlagtypographie auf der Grundlage der Gestaltung von Celestino Piatti
J560-205	picture alliance / osnapix/Marcus Hirnschal
J748-224	AdobeStock/miss irine
J751-131	iStock.com/Andy Nowack
J787	Colourbox.com
J787-233	Colourbox.com/Alfred Hofer
K115	Andreas Walle, Hamburg
K157	Werner Krüper, Steinhagen
K333	Helmut Tusch, Innsbruck
L138	Martha Kosthorst, Borken
L141	Stefan Elsberger, Planegg
L143	Heike Hübner, Berlin
L234	Helmut Holtermann, Dannenberg
M294	Bernd Hein, Buch am Buchrain
M672	Bärbel Dangel, Berlin
O238	U. Schmidt, München
O989	Wolfgang Prinz, St. Johann
P554	Jörg Schmal, Waldburg
P644	Roland Böhmer-Breuer
P797	Nadine Reinicke, Berlin
T221	Institut für Pflege- und Gesundheitswissenschaft, Berlin
V896	Dienste für Menschen, gGmbH, Esslingen
W193-023	© Statistisches Bundesamt (Destatis), Wiesbaden 2025 - 15. koordinierte Bevölkerungsvorausberechnung
W257	Gemeinsamer Bundesausschuss (G-BA), juristische Person des öffentlichen Rechts, Berlin
W266	Bundesministerium für Gesundheit (BMG), Berlin
W267	Deutscher Berufsverband für Pflegeberufe - DBfK Bundesverband e.V., Berlin
W792	Deutsches Rotes Kreuz e.V., Berlin.
W1339	DPSG Deutscher Pflegetag Servicegesellschaft mbH, Berlin
W1345	Deutscher Paritätischer Wohlfahrtsverband – Gesamtverband e.V., Berlin
W1350	Zentralwohlfahrtsstelle der Juden in Deutschland e.V., Frankfurt a. Main
W1351	AWO Bundesverband e.V., Berlin
W1352	KTQ-GmbH, Berlin

Stichwörter

Hier finden Sie wichtige Stichwörter aus dem Buch in alphabetischer Reihenfolge.
Die Stichwörter können Sie auf den angegebenen Seitenzahlen nachschlagen.

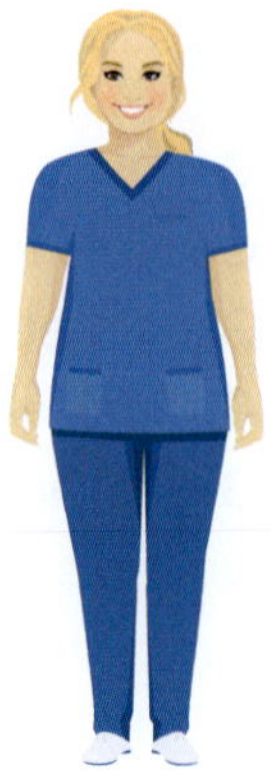